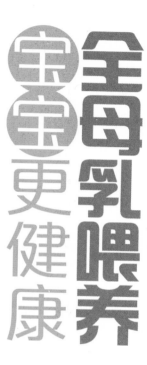

全母乳喂养
宝宝更健康

育婴蜜语编委会 / 主编

新疆人民出版总社
新疆人民卫生出版社

图书在版编目（CIP）数据

全母乳喂养，宝宝更健康 / 育婴蜜语编委会主编 . -- 乌鲁木
齐：新疆人民卫生出版社，2016.10
ISBN 978-7-5372-6728-1

Ⅰ . ①全… Ⅱ . ①育… Ⅲ . ①母乳喂养－基本知识
Ⅳ . ① R174

中国版本图书馆 CIP 数据核字（2016）第 261257 号

全母乳喂养，宝宝更健康

QUANMURU WEIYANG,BAOBAO GENG JIANKANG

出版发行	新疆 人民出版总社 新疆 人民卫生出版社
责任编辑	张鸥
策划编辑	深圳市金版文化发展股份有限公司
摄影摄像	深圳市金版文化发展股份有限公司
封面设计	深圳市金版文化发展股份有限公司
地　址	新疆乌鲁木齐市龙泉街 196 号
电　话	0991-2824446
邮　编	830004
网　址	http://www.xjpsp.com
印　刷	深圳市雅佳图印刷有限公司
经　销	全国新华书店
开　本	173 毫米 ×243 毫米　　16 开
印　张	12
字　数	180 千字
版　次	2017 年 4 月第 1 版
印　次	2017 年 4 月第 1 次印刷
定　价	39.80 元

序言

　　十月怀胎，辛苦生下宝宝，妈妈的人生从宝宝降生的那一刻起就进阶到了一个崭新的阶段。这个阶段既充满惊喜又面临很多的困难。而第一个难题就是宝宝出生后吃什么。

　　宝宝出生后该如何喂养成为许多新妈妈的难题。是母乳喂养好还是配方奶更有营养？妈妈们也有这样的困惑。

　　其实，母乳喂养实在好处多多。母乳含有宝宝所需的全部营养，是喂养婴儿的最佳食品，不仅含有丰富的抗体和免疫细胞，且各种营养成分易于被宝宝吸收。通过母乳喂养有利于宝宝的成长和发育，对于宝宝免疫力、智力和身体的发育也都有极大的好处。而妈妈母乳喂养宝宝对自身产后身材的快速恢复和降低乳腺癌的发病率也起到重要作用。

　　世界卫生组织要求宝宝在 6 个月之前要纯母乳喂养，以保证宝宝摄取足够的营养。而我国现在母乳喂养比例还较低，在 2011 年"世界母乳喂养周"期间，国际慈善机构救助儿童会所委托的一项调查显示：中国用纯配方奶粉喂养的比例超过纯母乳喂养比例。其中，6 个月内婴儿纯母乳喂养比例不足 50%。

　　导致中国宝宝普遍不能被纯母乳喂养的原因有很多。首先是新妈妈们全母乳喂养的意识不强，还没有认识到母乳喂养的好处。其次是妈妈们并不知道如何对宝宝母乳喂养，缺乏这方面的专业指导，又加上妈妈们对奶粉这个科学发明下的产物存在依赖，认为奶粉的营养和母乳没有差别，且配方奶喂养没有母乳喂养麻烦，而一直采用配方奶喂养。

　　有一些妈妈尝试过母乳喂养，但在喂养宝宝的过程中遇到了困难，却又不知道该如何解决，导致最终放弃了母乳喂养。另一些妈妈因为选择上班而放弃了母乳喂养宝宝。放弃的主要原因在于投身于工作而没有时间对宝宝母乳喂养导致母乳量减少、单位不方便进行母乳喂养、觉得宝宝不需要再吃母乳了。

妈妈们因为各种原因而没有对宝宝进行母乳喂养，导致的结果不仅仅是宝宝不能完全摄取到营养，而且对妈妈自身来说也是有害无利的，会使妈妈的乳房出现诸如乳腺癌、乳房肿胀、乳房硬块等问题。

《育婴蜜语》编委会成立于 2003 年，专注于孕婴服务项目，帮助解决上千种母婴问题。《全母乳喂养，宝宝更健康》分为五个章节，全面而仔细地介绍了从宝宝出生后，妈妈哺乳中的各种问题及解决方法，以专业的知识指导妈妈如何哺乳。内容涵盖了哺乳宝宝的常见问题、妈妈的疑惑以及如何护理好宝宝的"粮仓"——乳房。其中更是用一章的内容对职场妈妈如何哺乳提供指导，让妈妈不用陷入选择工作还是选择宝宝的难题中。

希望阅读本书的新手妈妈能得到收获，以正确的方法喂养宝宝，呵护宝宝健康成长。同时也欢迎读者朋友们指正本书的不足之处，我们愿意通过修订以完善书本的质量，在此致以由衷的感谢！

CONTENTS

PART 1
母乳喂养，妈妈和宝宝都值得拥有

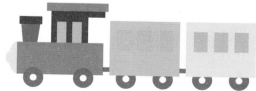

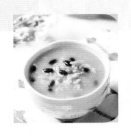
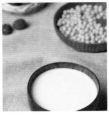
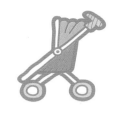

PART 2
掌握秘诀，这样做百分百成功

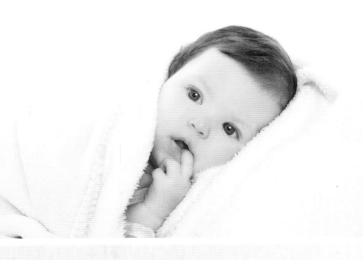

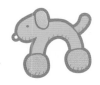
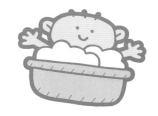

PART 3
乳房护理，妈妈好宝宝才会更好

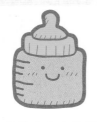
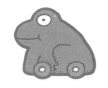

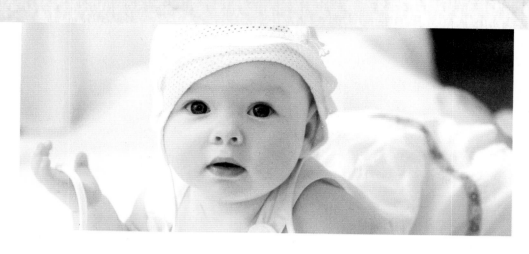

PART 4
职场妈妈，爱工作也爱宝宝

PART 5
断乳喂养，只为让宝宝茁壮成长

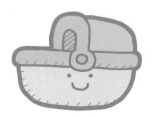

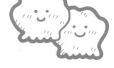

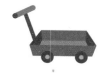

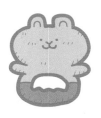

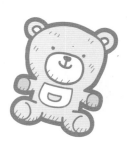

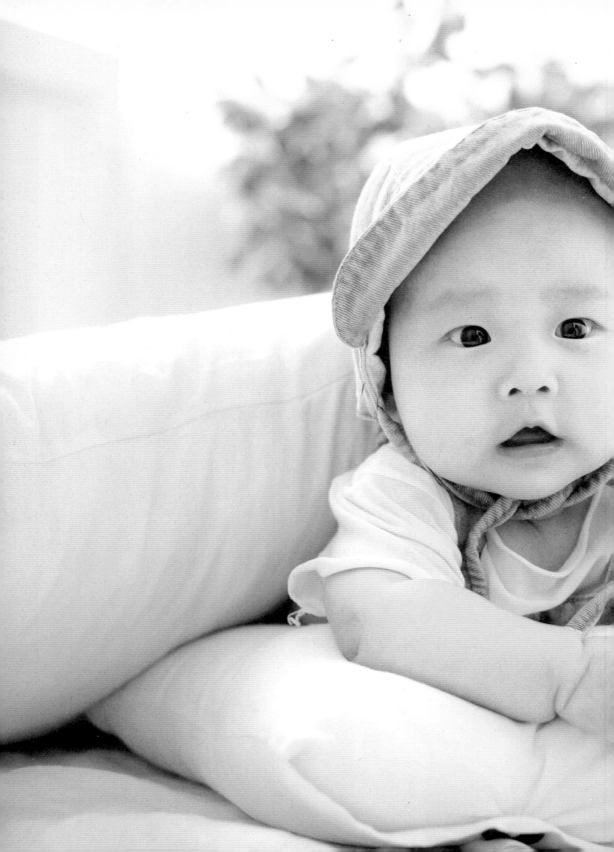

PART 1

母乳喂养，妈妈和宝宝都值得拥有

宝宝出生后该如何喂养成为许多新妈妈的难题。母乳喂养好还是配方奶更有营养？阅读本章，你会坚定母乳喂养的信心，会发现母乳喂养的好处远比你想的多。

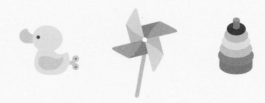

孕期开始时，乳房在悄悄变化

当精子与卵子结合成为受精卵，且受精卵成功着床后，你就受孕成功啦！随着体内雌激素和孕激素水平的升高，乳房也开始做出相应的变化，为分娩后的哺乳需要做准备。妊娠期乳腺发育的程度与今后乳汁分泌的多少有着紧密关系。

🌸 孕早期乳房的变化

怀孕早期，开始有乳房肿胀、发麻的感觉。有的妈妈还会有乳房胀痛的感觉，这属于一种比较明显的早孕反应，类似月经要来之前的感觉，只是疼痛感相对更剧烈些。

怀孕8周左右，乳房逐渐变大。这是因为体内雌激素水平的升高，促使乳腺导管延长并扩展出分支，而孕激素水平的升高则刺激了乳腺的发育，由于乳腺的肥大，使乳房内出现类似肿块的东西。与此同时，乳房的血流量增加，乳房皮肤下的血管变得明显突出，脂肪开始在发育的乳腺和乳腺导管周围积聚。其实不只是在怀孕早期，你的乳房在整个孕期会不断增大，胸罩增加一两号是很正常的事。

乳头开始变得坚挺，而且十分敏感。乳晕，乳头周围深色的圆圈，其由于色素沉淀的增加而日益加深变黑。乳晕上的小小突起，一种叫做"蒙哥马利结节"的皮脂腺，也变得更明显了。所有变化，都是乳房在为将来给宝宝的哺乳做准备。

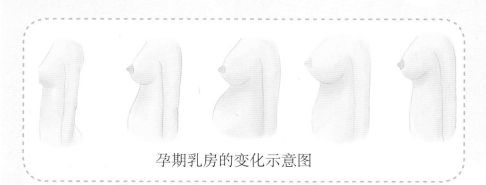

孕期乳房的变化示意图

准妈妈开始感到乳房的不适：发胀、有刺痛感或者触摸时感到疼痛，走路时也能感到有些沉重。这时，孕妇可以采用热敷、按摩等方式来缓解乳房的不适感。这个阶段，孕妇千万不能再穿太紧的胸罩了，也不能不穿。可以选购专门为孕妇设计的孕期胸罩，松紧度适宜、可调节的胸罩，既能很好地托起乳房，又能避免胸罩过紧摩擦乳头，产生不适，且随着乳房和胸围的增长，可以进行适当地调节。选择合适的胸罩十分重要，戴得太紧会压迫乳房，影响乳腺的正常发育；戴得太松则起不到效果，乳房会下垂。在睡觉或休息的时候，最好是取下胸罩，这样有利于乳腺的血液循环。

在妊娠期间，如果发现乳房有急性红肿热痛、血丝性乳头分泌、乳头皲裂及皮肤溃疡等症状，应该立即就医确诊。妊娠中的乳房疾病不可轻视。

小贴士

孕后常见乳房保健误区：

怀孕后穿着孕前的胸罩。随着孕周增加，乳房逐渐增大，孕妈妈一定要穿着大小适宜的胸罩。如果胸罩过于紧小，就会影响乳房血液循环，引起乳房不舒服，同时影响乳腺组织发育，甚至导致乳腺导管闭塞，影响产后哺乳。

穿化纤类的胸罩。孕期不要贴身穿化纤类或羊毛类内衣，最好选择纯棉胸罩。清洗时也不要与其他衣服混洗，以免纤小的细毛将乳头开口处堵塞，致使产后哺乳时不能通畅地排出乳汁。

孕中期乳房的变化

怀孕15周左右，雌激素、孕激素水平仍然在升高，乳腺组织继续发育，乳头变得更加敏感，乳晕的颜色更深了，乳晕上的突起也更加突出。而且随着乳房的继续增大，表皮的纹理更加清晰，有可能会看到乳房皮肤下的血管，有些准妈妈的乳房上也会开始长出妊娠纹。由于乳房持续胀大，如果感到胸罩又小了的话，就要再次换一个合适的，胸罩对于乳房的支撑，可以减少重力对于乳房韧带的牵拉。

这个时候乳房就已经为哺乳做好了准备，开始产生和储存初乳，这将是宝宝喝到的第一口特别的奶，初乳含有更多的蛋白质、铁、钠和脂肪，而且抗炎作用更强，可以增加早产儿的生存率。怀孕24周后，乳房充血量翻倍，在分娩前会保持稳定状态，为持续泌乳提供保障。有时候在热水澡后，可能会有初乳泌出，这个时候要注意避免使用肥皂或过度清洗乳房，可用温水稍微擦拭掉渗出的乳汁，然后轻轻地抚摸乳头，让它暴露在空气中自然晾干。

随着乳房的持续增大，不适感渐渐消失，乳头凹陷的症状开始出现，这会给产后哺乳带来极大的困难。正常的乳头为圆柱状，凸出在乳房表面，如果乳头内陷，孕妇应在怀孕中期开始纠正，及时改善情况。这个时候可以开始做乳房护理，保持乳头清洁也很重要。需要注意的是，孕期刺激乳头容易引起子宫的不规律宫缩，可能会对胎儿有不好的影响，因此，在护理乳房时一定要轻柔，避免过多的刺激乳头。

● 保持清洁

每天可以用温水和干净的毛巾擦洗乳头1次，注意要将乳头上积聚的分泌物结痂擦洗干净，然后可以在乳头表面擦一点婴儿油，这样可以增强乳头的弹性和接受刺激的能力。

● 按摩纠正

两个大拇指放在靠近凹陷乳头的部位，适度用力下压乳房，以突出乳头，逐渐从乳晕的位置向外推，每日清晨或入睡前做4～5次，待乳头稍稍突起后，用拇指和食指轻轻捏住乳头根部，向外牵拉。

● 孕晚期乳房的变化

怀孕28周后，每一侧的乳房内都有15～20个圆形突出，每一个都由一支在内部根端的主要的腺体气泡，和一个顶端缩小开口在乳头外的乳汁输送管组成。这个时候，乳房、乳头、乳晕的变化会变得更加明显。乳腺泡充分发育，微小的泌乳细胞开始成倍增加，这些细胞极其活跃，直到分泌了足够多的初乳为止。不少准妈妈会有初乳渗出，当然，如果整个孕期都没有发现有初乳流出，也不用太担心，这是因为你体内的初乳也在等待着宝宝的出生。

乳房内的乳腺和乳腺导管继续发育，等到孕期快要结束的时候，就已经完全具备分泌乳汁的能力了。由于怀孕期间体内的雌激素、孕激素对泌乳素起到抑制作用，所以，怀孕晚期还没有开始正式分泌乳汁。宝宝出生后，雌激素、孕激素水平会降低，这时候泌乳素就开始发挥它的作用，促使乳腺细胞产生乳汁。

孕晚期要继续坚持做乳房护理，这样才能为将来成功喂养母乳打下良好基础，且对产后乳房的恢复也有帮助，需要注意的是，怀孕28周后，更要减少直接刺激乳头，刺激乳头容易引起假宫缩，诱发早产。

小贴士

有一些年轻妈妈发觉宝宝出生后乳房开始"缩水"，松松垮垮耷拉下来，那是因为孕期里没有重视对乳房的保养。

怀孕开始就应该加强对乳房的护理。可以涂些天然护肤油，用植物油或矿物油涂敷乳头，使乳头表面的积垢和痂皮变软，再用肥皂和热水洗净，用手轻柔地按摩乳房，增进乳腺发育。不管乳房以前如何坚挺，为防患于未然，仍然需要穿戴胸罩给乳房提供良好的支撑。

◉ 孕后泌乳素的变化

泌乳素，顾名思义，是一种促使乳汁分泌的物质，也就是说它能促进哺乳。

从妊娠初期到分娩期间，其分泌量是不断增加的，在妊娠期间，泌乳素的浓度就很高。泌乳素的主要作用是刺激乳汁分泌，此外还有让乳腺发育的作用。而体内雌激素、孕激素，一方面促进了泌乳素刺激乳腺发育，而另一方面抑制了泌乳素刺激母乳分泌。因此妊娠期间基本上是不分泌母乳的。

在孕期及哺乳期，血液中的泌乳素含量是原来的20倍。在母乳喂养的头10天，泌乳素水平达到最高，这正是新妈妈最需要荷尔蒙帮助泌乳的时候。高峰期之后，泌乳素的基准水平在产后一年内会继续升高。哺乳妈妈在头3个月里的泌乳素含量比其他女人要高上10倍。随着哺乳时间的延长，血液中的泌乳素水平会逐渐降低，但是宝宝的吸吮仍然可以提升泌乳素水平，甚至可以持续提升至哺乳的第2年。

夜间的泌乳素水平比白天高很多，因为泌乳素的含量会在睡眠过程中提升，因此哺乳妈妈在照看孩子一天后应放松下来，好好休息。这个生物化学上的特性也解释了为什么很多宝宝更喜欢夜间喂奶，因为妈妈夜间产的奶更多。性生活和运动也能提高泌乳素水平。有趣的是，研究结果表明，妈妈抱着宝宝、逗他玩的时候，体内泌乳素水平不会升高，但只要宝宝开始吃奶，几分钟之内，泌乳素水平就有惊人的大幅度升高。所以，保持高水平泌乳素的最有力刺激就是频繁地哺乳。

◉ 孕后乳房的护理

怀孕后应选择合适的乳罩。孕妈妈应该选择宽松、舒适的乳罩，棉质乳罩比人造纤维的要舒服些，透气性也更好，还要注意乳罩的尺寸。最好去母婴用品店或大的商场买，可以亲自试一下，或者请有经验的售货员帮助选择。

乳房的清洁要注意方法。怀孕后，很多孕妈妈都感觉乳房，尤其是乳头附近似乎沉积了很多污垢，特别想清洗。其实这是由于孕期妈妈体内激素的改变，乳晕区域扩大，色素沉着增加，乳头周围还会出现一些小隆起，因此乳房看起来会比较"脏"。这是怀孕后的一种正常变化，不是沉积的污垢。不要刻意去清洗，只需洗澡的时候顺便清洗一下就可以，也不建议用肥皂或其他洗液清洗，更不要用搓澡巾使劲搓洗，否则会损伤乳房组织，甚至引起宫缩。

掌握乳房的自检方法。主要检查乳房皮肤表面、乳头乳晕、乳房肿块、乳头溢液等情况。乳房皮肤表面主要检查色泽，有无水肿、浅静脉怒张、皮肤皱褶等，如果皮肤发红或存在上述现象要注意是否有乳管阻塞现象；乳头很容易发生疼痛，严重的还会皲裂，因此要及时检查乳头是否有畸形、抬高、回缩、凹陷、

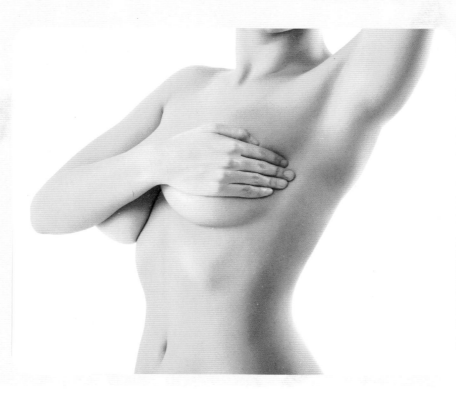

糜烂及脱屑等，提前预防治疗；乳晕颜色以粉红色为佳；乳头溢液情况的检查包括，检查乳头是否溢液，并详查其是自行溢出还是挤压后溢出，单侧还是双侧，溢液的性状如何等。

其实，不只在孕期，青春期过后，女性就应该掌握好乳房自检的方法，以便能及时发现问题，对自己的健康负责。

孕后妈妈的乳房外表非常柔弱，常常抵不住外部哪怕轻微的伤害，乳胀、乳房疼痛、阻塞等常常会困扰孕妈妈，严重的可能会感染乳腺炎，威胁乳房健康。乳房检查的方法有很多，常见的有触诊、X线和彩超。产后可以进行一次乳房彩超检查，全面了解乳房组织情况，检查是否有乳房组织疾病。

小贴士

妈妈分娩后，也要做好乳房的检查。这是因为分娩后妈妈的乳房会充满乳汁，变得非常丰满，乳房的外表也非常柔弱，常常抵不住外部哪怕轻微的伤害，乳胀、乳房疼痛、阻塞等常常会困扰新妈妈，严重的可能会感染乳腺炎，威胁乳房健康，还会影响泌乳系统，而乳房分泌的乳汁又直接影响着宝宝的健康，因此，给乳房做体检，不仅是对新妈妈的保护，也是对宝宝能够健康成长的保障。

乳房检查的方法有很多，常见的有触诊、X线和彩超。产后可以进行一次乳房彩超检查，全面了解乳房组织情况，检查是否有乳房组织疾病。

母乳喂养前，疑惑一一解答

准妈妈们在怀孕期间就开始期待母乳喂养，有些妈妈可能会担心自己产后能不能成功分泌乳汁，宝宝会不会喜欢喝母乳等等问题。本节就产前关于母乳喂养的疑惑进行答疑，妈妈们要相信自己的乳房是最适合自己宝宝的。

◎ 孕期泌乳正常吗

有些妈妈在孕期的时候便会发觉自己时不时会泌乳，有时候一觉醒来发现床上有黏腻的淡黄色液体，有时候是在洗完热水澡过后乳房不自主地开始泌乳，许多妈妈就开始担心了，不是说产后才会有产乳现象，现在距离生产还有一段时间，这是不是不正常的表现？如果正常，那会不会对宝宝出生后母乳喂养有不好的影响？

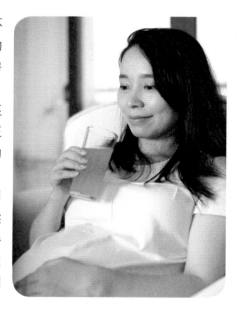

其实，孕期泌乳是正常的，大致怀孕24周后，准妈妈们的乳房充血量持续增加，乳房持续胀大，乳腺泡充分发育，泌乳细胞成倍增加变得极其活跃，这个时候乳房就已经为哺乳做好了准备，开始产生和储存初乳，所以准妈妈们在孕期就会有泌乳的现象。

◎ 错误乳房按摩

在孕期进行正确的乳房按摩，是可以缓解乳房胀痛的生理现象。但是如果没有很好的掌握按摩技巧，过度刺激乳房，不仅会对乳房造成伤害，也会有泌乳现象。

◎ 乳房受到挤压

乳房受到挤压时，乳腺管就会因压迫而排出初乳。所以准妈妈们在睡觉或者躺在沙发上休息时，一定注意不要压迫到乳房。

上述的错误按摩乳房或是乳房收到挤压时更容易发生孕期泌乳的现象。少量的情况属于正常现象，注意避免乳房受到过度刺激，是不会影响产后哺乳的。如果感觉泌乳过量，可以检查看看自己的泌乳素值是不是过高，并向医生反映情况。

> **小贴士**
>
> **都说初乳很珍贵，那么孕期分泌出的初乳要收集起来吗？**
>
> 　　答案是否定的，孕期泌乳的量十分有限，偶尔只会以滴状流出，如果对这个时候的乳汁要进行收集，量少不说，也存在收集后卫生、时间的问题，而且有些妈妈在收集的过程因为量少可能会去刺激乳房，这样是十分不可取的，过多的刺激乳房会造成宫缩，引发早产。故非必要的情况下，孕期分泌的乳汁不必收集。

❀ 如何纠正乳头

　　擦洗乳头。妊娠6个月后的孕妇应用毛巾和清水反复擦洗乳头，每日1次，每次30～40回，目的是使乳头、乳晕皮肤坚韧，防止哺乳时乳头疼痛和皲裂。

　　乳房按摩。妊娠7个月后的孕妇用手掌侧面轻按乳房壁，露出乳头，并围绕乳房均匀按摩，每日1次，目的是增加乳房血液循环，促进乳腺发育。妊娠9个月后做乳房按摩，按摩时两手拇食指自乳房根部向乳头方向按摩，每日2次，每次20下。

　　通畅乳腺管。妊娠8个月后的孕妇尝试挤出初乳，这是为保证乳腺管开通，乳汁分泌流畅，也可以预防郁乳、乳汁分泌不足等情况的发生。但挤乳时如果出现子宫收缩，应该中止或请教医生。

> **小贴士**
>
> **纠正平坦、内陷的乳头**
>
> 　　1. 用一手拇食指按住乳晕两侧，另一手捏住乳头轻轻向外里拉，每日数10次。
>
> 　　2. 两拇指及食指放在乳头两侧或上下推动使乳头挤出，每日3次，每次推动20下。
>
> 　　3. 对乳头凹陷较深者可用一塑料眼药水瓶去底后将其扣在乳头上，细端套上橡胶管，再接上注射器，然后抽吸，使瓶内形成负压，将乳头吸出，数分钟后取下注射器与眼药瓶，再用手牵拉数次，使其不再回缩，必要时每天做2～3次，直至纠正为止。

哪些物品不能少

物品	图片	用处
专用胸罩		哺乳期时时需要解开内衣和胸罩，产前最好能备几个较宽大、前部能解开扣子的胸罩，方便哺乳。材质最好是棉质的，减少对乳房的刺激；内衣的颜色不应选择纯白色的，因为纯白色含有漂白剂会对宝宝的健康不利。
小毛巾或防溢乳垫		哺乳期间，乳房容易溢乳，需备一些能放置于乳罩内的柔软、吸水的小毛巾或者购买专用的防溢乳垫。
纱布、小方巾		建议2条或2条以上，用途很多，如拍嗝时垫在大人肩膀，喂奶时围在宝宝胸前，给宝宝洗脸等。
围嘴		建议6条，用于防溢奶、流口水。
吸奶器		为防奶胀或为了不方便哺乳时给宝宝储存乳汁，需要备1～2个吸奶器（手动、电动），吸力相对较大的手动吸奶器可以帮助开奶，而相对省力的电动吸奶器适合背奶的妈妈使用。
奶瓶、刷子		买2～3个奶瓶，相应的还要备一个刷洗奶瓶用的奶瓶刷子。
带吸管的水杯		产后身体虚弱，产妇躺着就可喝水。
椅子		备一个稍矮的椅子，供妈妈哺乳时搁脚用。
毛巾、水盆		擦乳房的毛巾、水盆要专用；母婴用品要绝对分开使用，以免交叉感染。

小贴士

在给宝宝喂养母乳前，应适当地进行准备，这样既能保证宝宝能顺利地吃奶，也能保证妈妈的健康。新妈妈们在哺乳前最好将双手洗净，并用毛巾蘸清水擦净乳头及乳晕，然后再开始给宝宝喂乳。

☺ 乳房大小与乳汁多少的关系

经常会有妈妈很困惑，乳房的大小真的会影响乳汁分泌吗？答案其实不是。但总有谣言，导致乳房偏小的妈妈在分娩前便很担心自己乳汁不够，会让宝宝吃不饱，而有些乳房较大的妈妈在生宝宝前很有自信，生完宝宝后才发现自己的乳汁不够而十分苦恼。

实际上，泌乳能力和乳房大小没有关系，乳房的大小是由于脂肪积累的多少决定的，而乳汁的多少是由乳腺的发育程度和分泌速度决定的，乳腺组织发育正常乳汁分泌就正常，同时宝宝吮吸的需求也会影响乳汁的分泌。

乳腺为乳房的主要构成组织，具有分泌乳汁的功能，乳腺由几个到十几个腺叶组成，以乳头为前端呈放射状排列，形成一个半球形。每个腺叶又分为20～40个小叶，小叶有10～1000个乳腺泡组成，乳腺泡有小管连接就像葡萄串一样，乳腺泡又由筋上皮细胞所包裹。

腺泡细胞在激素的作用下分泌出小滴的乳汁，汇集到乳腺泡内，然后由小管进入输乳管，最后由输乳管进入输乳管窦并在那里储存。输乳管窦在受到婴儿的舌头和上下颚的压迫时，乳汁就会从乳头流出。乳头的输乳口有几个到十几个，喂奶时乳汁由此流出，但在平时乳头的肌肉收缩，输乳口是封闭的。

乳房的大小因人而异，但是乳房的大小不同并不表明乳腺组织发育程度的不同，每个人的乳腺组织几乎是相同的，与乳房大小无关。乳房的大小主要是由乳腺周围的脂肪数量决定的。成熟的乳房中呈放射状排列的腺叶组织之间有许多脂肪相隔，无数的血管、淋巴管行走其间，脂肪多乳房就大，反之就小，所以乳汁的多少与乳房的大小无关。

❀ 需要准备配方奶粉吗

宝宝刚出生时，妈妈们可能没有那么快开奶或由于某些因素导致奶水不足，这时候就要先用配方奶粉喂饱饥饿的宝宝了，所以配方奶粉和奶瓶还是要准备的。记住不要让宝宝一下子习惯奶瓶的喂养方式，可以让护士先用小勺或滴管喂，等妈妈开奶后应首先让宝宝习惯母乳喂养的方式，再根据新生宝宝的不同需要，适当添加适合宝宝的配方奶粉。

根据蛋白质结构，配方奶粉分为具有完整蛋白的普通配方，适于母乳不足的正常婴幼儿；部分水解配方，适于有过敏风险婴幼儿预防过敏；深度水解配方适于治疗牛奶蛋白过敏引起的常见病症；氨基酸配方适于诊断和治疗牛奶蛋白过敏的婴幼儿。

根据所含脂肪的不同，配方奶粉可分为长链脂肪配方，即普通配方，适用于正常婴幼儿；中/长链配方，适用于肠道功能不良的婴儿食用，如婴儿患慢性腹泻、肠道发育异常、肠道大手术后、早产儿等情况时可食用。

根据所含碳水化合物的不同，分为全含乳糖的普通配方，适用于正常婴儿；部分乳糖配方，适用于胃肠功能不良者，比如早产儿、胃肠受损者；无乳糖配方，适用于急性腹泻者，特别是患轮状病毒性胃肠炎，以及先天性乳糖不耐受者。

不同种类的配方奶不意味着就是不同品牌的配方奶。国内外很多婴儿营养品厂家，都有各种不同种类的配方。家长给孩子选择时应该有所了解，特别是从国外代购奶粉时，更应了解清楚。

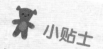

小贴士

母乳与配方奶可以混合喂食吗？

虽然把母乳和冲好的配方奶混在一起吃没什么大问题，但是不建议采用这种方法。首先，宝宝的吮吸比人工挤奶更能促进母亲乳汁的分泌。其次，如果冲调配方奶的水温较高，会破坏母乳中含有的免疫物质，这样做也不容易掌握需要补充的配方奶粉的量。

🔥 需要给宝宝喂水吗

母乳喂养的宝宝是不需要额外喂水的，联合国儿童基金会提出的"母乳喂养新观点"认为，通常情况下，母乳喂养的宝宝在4个月内不必摄取任何食物和饮料，包括水。

人类生长发育需要的营养有六大类，即蛋白质、脂肪、碳水化合物、维生素、矿物质和水。前3种营养能产生热量，称为产能营养素；后3种不能产生热量，叫做非产能营养素。

母乳内含有4~6个月内宝宝所需要的全部营养物质，它不但含有宝宝所需的蛋白质、脂肪和乳糖，而且还含有足量的维生素、水分和铁、钙、磷、微量元素等物质。

　　母乳中的主要成分是水，这些水分对宝宝来讲已经足够了。而且6个月内的宝宝，在母乳量足够的情况下，一直全母乳喂养，母乳中所含的热量和水分已能充分满足宝宝新陈代谢的需要。因此，一般母乳喂养的宝宝不需要再另外喂水。

　　其实不给母乳喂养的新生儿喂水是有原因的，如果过早、过多地喂水，可抑制新生儿的吸吮能力，使他们从母亲乳房吸取的乳汁量减少，致使母乳分泌越来越少。

　　但在两种情况下，宝宝是准许被喂水的。

　　刚出生后。宝宝在出生后要拉墨绿色的胎便，只有胎便拉完之后才可以吃奶，在此之前只能让他喝水。

　　天气炎热潮湿致使宝宝脱水和宝宝发烧时。这个时候宝宝体内的水分已不足以满足代谢和蒸腾的需要，水就变成了宝宝的必需品，可以适当补充。

　　需要指出的是，即使允许给宝宝喂水，水量也不宜太多，不宜太频繁，一点点即可，否则会影响宝宝的胃口。给宝宝所喝的水，最好是凉开水，冬天则稍微温一点，以不冷为宜。

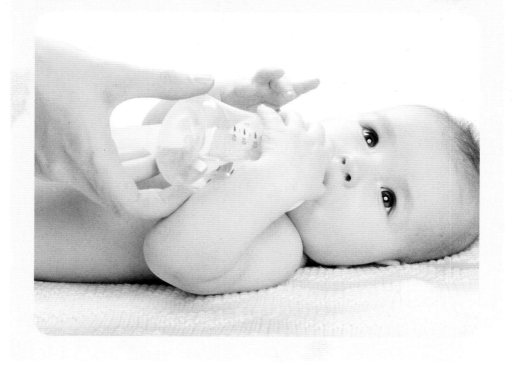

母乳好处多，一个不够给九个

妈妈的乳房，有着精密的产奶机制，它会为宝宝量身定制宝宝成长所需要的营养物质，这是再好的配方奶粉都做不到的，无论配方奶粉有多么好的口感和全面的营养配方，母乳对宝宝来说才是最好的食物。

🌸 初乳，宝宝最好的营养品

产后，新妈妈体内的激素水平发生变化，乳房开始分泌乳汁。但泌乳有一个逐渐的质与量的变化过程，一般把产后4～5天以内的乳汁称作初乳，产后6～10天的乳汁称作过渡乳，产后11天～9个月的乳汁称为成熟乳，10个月以后的乳汁叫晚乳。

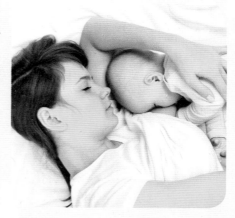

初乳中含有新生儿所需要的所有的营养成分，并且和满月后的成熟乳相比，脂肪和糖含量较低，适合于新生儿的消化吸收；初乳内含比正常奶汁多5倍的蛋白质，且能直接被吸收，尤其是其中含有比常乳更丰富的免疫球蛋白、乳铁蛋白、生长因子、巨噬细胞、中性粒细胞和淋巴细胞。这些物质都有防止感染和增强免疫的功能。

初乳中含大量的生长因子，尤其是上皮生长因子，可以促进新生儿胃肠道上皮细胞生长，促进肝脏及其他组织的上皮细胞迅速发育，还参与调节胃液的酸碱度。

初乳中的维生素含量显著高于常乳。维生素B_2在初乳中有时较常乳中含量高出3～4倍，尼克酸在初乳中含量也比常乳高。初乳中的维生素A和C比常乳中高10倍，维生素D比常乳中高3倍。

初乳中钠和氯含量高。微量元素铜、铁、锌等矿物质的含量显著高于常乳，口感微咸。

初乳中含铁量为常乳的3～5倍，铜含量约为常乳的6倍。特别富含镁盐，能促进消化管蠕动，有利于消化活动。

唯一不足的是，由于初乳中乳糖含量低，矿物元素含量高，所以口感微咸，加之颜色不佳，有些人就认为初乳比较"脏"，营养价值不高，就将初乳挤掉而非给婴儿食用，这样做反而丢掉了婴儿宝贵的财富。喂母乳的孩子在生后半年以内很少生病，就是接受了母乳中抗体的缘故，这其中也有初乳的功劳。因此，初乳决不要随便遗弃，即使以后不打算以母乳喂养的母亲，至少也要在最初几天给宝宝吃初乳。

❀ 可以让宝宝更漂亮

母乳喂养的宝宝眼睛更明亮。母乳中含有的DHA比配方乳多很多，而DHA是视网膜的主要结构组成部分。喝母乳的宝宝，拥有了充足的促进视网膜发育的养分，因此母乳喂养的宝宝眼睛也更加明亮。

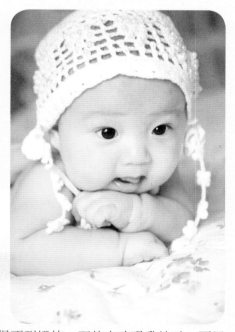

母乳喂养的宝宝嘴唇更漂亮。近年来，牙齿不整齐的孩子越来越多，孩子龅牙成为许多父母的心头大患，却没有应对措施，其实，父母不知道的是人工喂养可能是造成孩子龅牙的一大原因。

因为宝宝在吮吸奶嘴和乳头时，用力部位和程度都是不一样的。宝宝吮吸奶嘴不需要上下颚用力，只要动动嘴唇就可以喝到牛奶，宝宝的下颚得不到锻炼；而他在吮吸乳汁时，不只是把乳头含在嘴里，而是用嘴巴裹住乳晕，宝宝用上颚和舌头吸住乳头，然后再通过舌头巧妙的运动和上下颚的移动来压迫乳晕，把储存在输乳管窦的乳汁吮吸出来。这样吮吸母乳是需要技术和体力的，所以宝宝开始时难以很好地吮吸，常常吸着吸着就累得睡着了。但是只要坚持哺乳，宝宝就会自然地反复运动上下颚，从而促进口腔的发育。口腔发育正常，宝宝才能有一口整齐健康的牙齿，嘴型也会越来越漂亮。

母乳喂养的宝宝皮肤更光滑。奶粉容易导致上火和食物过敏，所以人工喂养的宝宝很容易出疹子，而母乳喂养就没有这样的担忧。而且，母乳中高浓度的Ω-3脂肪酸可以让皮肤的组织结构细腻，让宝宝的皮肤更加光滑；母乳中所含的表皮生长因子(EGF) 也能让宝宝的肌肤更健康。

母乳喂养的宝宝体态更匀称。配方奶中脂肪和卡路里含量和母乳是一样的，造成两者不同的是脂肪的种类以及喂养方法的本身。

母乳具备自动调节脂肪含量的功能，在宝宝开始吮吸母乳时，脂肪的含量较少，可以促进宝宝的食欲，但是在喂奶快结束时，乳汁中脂肪的含量就会增加，乳汁的味道也变得浓厚，宝宝开始有饱的感觉，自然就会停止吮吸，所以不用担心宝宝会吃得过多而肥胖。

一项研究调查显示，母乳喂养的宝宝，他们长大时超重的可能性小。究其原因，用奶粉喂养的宝宝，往往是有奶就吃，容易过量食奶引起肥胖；而母乳喂养的宝宝可控制蛋白质的摄入量，宝宝能根据自己的需要决定进食量。

此外，母乳喂养的宝宝处理胆固醇的酶系统功能较好，他们长大后，也比非母乳喂养者的酶系统功能好，能有效地降低血清中的胆固醇。

❀ 可以使宝宝更聪明

母乳喂养的宝宝智力发育更好。宝宝的聪明大脑是"喂"出来的，母乳有利于脑生长，并且有利于宝宝智力发育。因为母乳中含有的牛磺酸，既能促进脑细胞增殖，又具有促进神经细胞网络形成及延长神经细胞存活时间的作

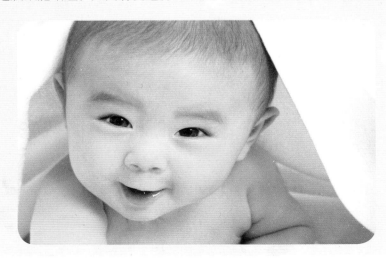

用，所以，母乳中的牛磺酸在宝宝的脑发育进程中发挥着重要的作用。同时母乳中的蛋白质最适合新生儿和早产儿的需要，可以保证氨基酸代谢，避免积累过多的苯丙氨酸和酪氨酸。

与其他动物的乳汁不同，人类母乳中促进肌肉与身体发育的蛋白质较少，但含有大量的乳糖为大脑发育提供能量，并且富含有助于大脑发育的牛磺酸。这就是为什么人类的宝宝大约要用3个月的时间才能使体重达到出生时的2倍，而小牛犊只需要用45天就达到了，小牛犊出生以后可以马上站起来，而人类的宝宝还只能是挥挥小手踢踢小脚。

人类宝宝虽然运动能力较差，却具备了其他动物所不具备的能力。他有高度发达的大脑皮质，在出生后7个月，虽然还不能独自站立，但是表情已经很丰富，能够和母亲说话。也就是说在出生后的第1年里，宝宝的智力发育速度远远超过身体其他机能的发育。

母乳喂养的宝宝情商更高。母乳是大自然馈赠给人类最珍贵的礼物，也是宝宝成长最自然、最安全、最完整的天然食物。哺乳期，是人类"情商"开发的黄金季节，母乳喂养不仅是给宝宝最好的食物，还有利于宝宝人际沟通和健全人格。

科学研究证明，妈妈喂母乳的时间越长，越充分，除了能更好的增强宝宝的身体免疫力之外，同时增进了母子感情，让宝宝从小获得安全感，增强自信心，有利于宝宝情商的发育，也能促进宝宝的心理健康发育和增强其社会适应力。

🔥 可以使宝宝更强壮

母乳喂养可以增强宝宝体质。母乳是宝宝健康生长和发育的理想食物，是奠定孩子一生健康的营养软黄金。研究表明，4～6个月纯母乳喂养宝宝的体重、身长、头围、胸围显著优于非纯母乳喂养宝宝。

许多人以讹传讹，以为配方奶粉比母乳更营养，其实所有的宝宝配方奶粉最基础的原料都是牛奶，而牛奶的主要成分及配比决定了它不可能优于母乳。因此，母乳的营养是配方奶粉无法替代的，且母乳的好处也是配方奶粉所不能及的。

母乳中的蛋白质属人体蛋白质，而牛、羊乳的蛋白质为异体蛋白质。用母乳喂养不易引起宝宝湿疹等过敏症状，且母乳比牛奶的蛋白质含量低，矿物盐总量也低，对宝宝的肾脏所造成的负担也比牛奶小。

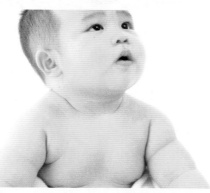

母乳还富含能够协助消化的消化酶，可以弥补宝宝消化功能薄弱、消化酶分泌不足的问题，从而减轻宝宝腹泻、便秘等问题。

母乳喂养还有助于宝宝胎便的排出。胎便由胎儿肠道脱落的上皮细胞、胆汁、浓缩的消化液及吞入的羊水组成，因此主要成分是水，大约占了72%，宝宝出生后几小时内首次排出胎粪，进食后2～3日内逐渐过渡为正常粪便。因为奶粉或其他代乳品不具备母乳所含能够协助消化的消化酶，所以人工喂养的宝宝很容易出现胎便排出不及时的问题，而母乳喂养的宝宝则不必受其困扰。

正常新生儿多数于12小时内开始排便，颜色为墨绿色，胎便总量约100～200克，如24小时不见胎便排出，应注意检查有无消化道畸形。如乳汁供应充分，胎便2～4天排完即转变为正常新生儿大便，由深绿色转为黄色。如果喂食的是宝宝配方奶粉，所排大便的颜色从淡黄色到褐绿色都可能有；如果配方奶粉中含铁的话，大便颜色会呈黑色。

新生儿时期是宝宝成长最快的时期，如果这个时候生病，会对他的生长发育造成很大的影响，因此，增强宝宝机体的免疫力十分重要。免疫力增强了，宝宝的体质更强壮，能自己抵御疾病；即便是不幸患病，也能够尽快地恢复健康。

母乳中丰富的营养成分，可以增强宝宝的免疫力，使新生宝宝免受疾病的侵扰，让他身体更强健。一般喂母乳的宝宝长大后，比人工喂养的宝宝更活跃，精力更充沛。

当宝宝受到病菌侵袭时，妈妈的身体也会有感应，甚至妈妈也会接触到同样的病菌。这时身体机能已经充分成熟的妈妈自身会根据"敌情"，在8小时之内产生抗体，再通过乳汁传送给宝宝，在宝宝体内建立屏障，保护宝宝不受更深的感染。而人工喂养则不会有这种神奇的能量传递，因而无形中增加了病菌入侵的机会。

人工喂养意味着离不开奶粉或其他代乳品，在加工的过程中，使用各种奶具喂养宝宝的过程中，都会或多或少地存在很多感染机会。特别是在炎热的夏季，如果消毒不严或稍有不慎，都有可能使宝宝感染病菌、病毒而生病。

科学研究早就发现，母乳喂养的宝宝机体免疫力比人工喂养的宝宝更好。母乳中存在着生长因子TGF-β、分泌型免疫球蛋白A、乳凝集素、糖巨肽、黏液素等诸多营养免疫成分，这些营养成分不仅营养均衡、适合孩子的肠胃，而且发挥着重要的免疫调节作用。

母乳喂养所带来的一切好处，都会让宝宝的身体处于最佳的"备战"状态，为宝宝的身体筑起牢固的疾病防护墙，为宝宝的健康成长保驾护航。

小贴士

给宝宝做抚触按摩也是增强宝宝免疫力的一种方法。父母的抚触是让宝宝被动运动的一种方式，而且抚触按摩作为一种灌注浓浓深情的亲子互动，不仅能让宝宝从生理上得到锻炼，还让他得到了爱的满足。

可以降低宝宝猝死率

如果说怀孕期间让准爸爸妈妈备受担忧的是流产，那么在宝宝出生后，悬在新手爸爸妈妈身上的便是宝宝猝死综合征。

宝宝猝死综合征简称SIDS。在美国，SIDS宝宝的死亡率在各种原因引起宝宝死亡中居第3位，是新生儿2周～1周岁之间最常见的死亡原因，占该年龄组死亡率的30%，发病率一般为1‰～2‰，其分布是全世界性的。并且，几乎所有宝宝猝死综合征的死亡都发生在宝宝睡眠中，多发于秋季、冬季和早春时分。

至今没有人弄懂，究竟是什么原因导致了宝宝猝死综合征。医生和研究学者们认为并不是单纯的因素导致了猝死，应该是诸多因素产生合力的结果。

脑部缺陷

越来越多的证据表明有些死于宝宝猝死综合征的宝宝脑干发育异常。大脑的脑干部分控制着人睡眠期间的呼吸和苏醒，大脑脑干正常时，人能够感觉到缺氧和二氧化碳过多之类的问题。当大脑发育异常时，就会缺乏这种保护机制。

环境因素

怀孕期间，母体宫内的环境是影响SIDS发生率的重大因素。母亲多产次、未成年、与上次怀孕间隔时间短等都可能导致SIDS。另外，宝宝经常性俯卧和父母亲吸烟也是导致SIDS最重要的危险因素。

免疫系统缺陷

免疫系统所产生的蛋白质能与大脑互动，并极可能会在睡眠期间改变宝宝的心跳和呼吸的频率或者这让宝宝进入深层睡眠。研究证明，死于宝宝猝死综合征的宝宝，免疫系统产生白细胞和蛋白质的数量高于正常水平。

新陈代谢紊乱

患有先天性新陈代谢紊乱的宝宝更容易死于宝宝猝死综合征。举例来说，如果他们缺少某种特定的酶，就有可能无法正常地处理脂肪酸，而这些酸性物质的堆积将最终导致呼吸和心脏加快而致命。

宝宝的降临是许多新父母期待已久的幸福生活的开始，也是许多父母忧心的开始。因为从宝宝降生的那一刻起，幼嫩的生命面临的挑战是我们成人无法想象的，他们的生命处处受到威胁，而作为新生儿健康成长的护航者，新生宝宝的父母责任更是重大。对于降低宝宝猝死综合征发生率，需要父母做的也有很多。

No.1

怀孕期间要戒烟，父母双方都要。宝宝出生后，不要让任何人在宝宝的房间里抽烟。一旦你当了爸爸，就要成为坚定的烟草反对者。

No.2

保证宝宝采用"仰卧位睡眠"，而不是俯卧位或侧卧位；在宝宝睡着或待在室内时，不要给宝宝裹得太厚，要把他的头露出来。

No.3

在宝宝 6 个月大之前，最安全的睡觉地点是他自己的小床。父母不要和宝宝同睡在沙发或椅子里。

No.4

安抚奶嘴可以保持孩子口腔的空气流通，所以让孩子含着安抚奶嘴睡觉，在一定程度上可以降低猝死的风险。但是需要提醒妈妈们的是，一定要先让孩子习惯妈妈的乳房，再给她用安抚奶嘴。

母乳喂养，是降低猝死率的重要方法。研究表明，母乳喂养6个月，宝宝猝死综合征的风险能降低73%。母乳喂养的任何一个时间段内，宝宝得该症的风险能够减少60%。这是因为母乳喂养的宝宝发展更为健康，效果包括增强免疫力、提升智力、减少宝宝猝死症的发生等，而且这些抵抗力将在断奶之后的很长时间里继续发挥作用。

最重要的是，母乳喂养有助于降低呼吸和肠胃感染的概率，而这些疾病常和宝宝猝死同时发生。

🌸 可以让妈妈快速恢复身材

有些妈妈担心乳房会因哺乳变形、下垂而产生放弃哺乳的念头，还有些妈妈也会在哺乳过程中，因为母乳分泌少、半夜数次起来喂乳弄得疲惫不堪等各种因素而选择早早地给宝宝断奶。

其实，母乳喂养，不仅仅是为了宝宝，也是为了你自己。母乳喂养能让宝宝一生受益，也让哺乳的妈妈受益一生。正如母乳让宝宝有了一个健康正常的体型，宝宝也同时帮助妈妈恢复体型。

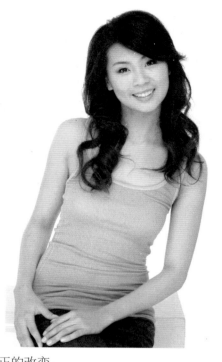

怀孕期间妈妈身体会积蓄很多的脂肪，妈妈的体重也会因此急速增长，看到磅秤上的数字噌噌上涨，妈妈们的眉头也皱得越来越厉害。其实，妈妈们无需为此苦恼，因为产前体内脂肪的储存是一种必要的自然现象，是大自然为产后哺乳而储存的"燃料"。这些"燃料"保证宝宝出生后健康的营养粮仓，并不是妈妈们体型真正的改变。

母乳喂养可有效地消耗怀孕时累积的脂肪。哺乳不会影响妈妈身材，反而有利于释放额外的卡路里，加速体内新陈代谢，促进身材的恢复。母乳喂养可帮助产妇每天消耗500大卡的热量，相当于游泳65分钟消耗的热量，其中一半的热量来自食物，另外一半则来自孕期堆积在大腿和手臂的脂肪。

有研究结果表明，在产后一个月里，母乳喂养的妈妈比非母乳喂养的妈妈减掉了更多的脂肪，臀围也减小了更多。另一项研究发现，在生产的3~6个月之后，母乳喂养的妈妈体重减得更多，即使她们因哺乳而摄入了更多的卡路里。

正如母乳让宝宝有了一个健康正常的体型，宝宝也同时帮助妈妈恢复体型。而且，哺乳并不会改变乳房的形状，那些改变是怀孕前就已经造成了的。更何况，即使不喂奶，到了一定的年龄，乳房依然要下垂的。所以，妈妈们不要轻信传言，丢弃了对母子都好的减肥方法。给孩子喂奶，不但不会使妈妈乳房下垂，反而会让乳房变大，如果能够配合适量运动，乳房会比以前还漂亮。

小贴士

哺乳期佩带合适的纯棉胸罩可使乳房丰满，避免乳房下垂。

哺乳妈妈的乳房普遍增大很多，乳房中的韧带无法托住乳房，如果没有胸罩的帮助，几乎每个女性都会出现乳房下垂的现象，从此失去了使乳房挺拔的美感。其次，乳房下垂压迫了乳房内的血管，会影响血液循环和乳汁的分泌。

因此，哺乳妈妈应根据乳房大小调换胸罩的大小和罩杯形状，并保持吊带有一定拉力，将乳房向上托起。胸罩应选择透气性好的纯棉布料。

⚉ 可以降低妈妈乳腺癌的发病率

癌症现已成为困扰人类的一项重大疾病，其中乳腺癌、宫颈癌等也已经严重威胁到女性的健康。

有报道称，每年全世界约有140万人被诊断为乳腺癌，大约有50万人死于该病。自20世纪70年代末开始，乳腺癌的发病在全球范围内一直位居女性恶性肿瘤的首位，且年发病率以0.2%～8%的幅度上升，可以说，乳腺癌已经成为威胁女性健康的最大杀手。

在我国，肿瘤家族史、长期精神压抑、文化程度高、接触职业性有害物质、被动吸烟、绝经年龄大、流产、负性生活事件以及肉类烟熏食物摄入次数多这9个因素被列为是女性患乳腺癌的危险因素。而多参与体育运动、初潮年龄晚、月经规律、生育孩子次数多、母乳喂养、母乳喂养持续时间长以及蔬菜摄入量多这7个因素是乳腺癌的保护因素。

其中最为重要的一个保护因素，就是母乳喂养。美国癌症协会研究报道称，对孩子母乳喂养的时间长短，是影响妇女患乳腺癌发病概率的重要因素，甚至超过了遗传因素。

母乳喂养的保护性机制目前尚未研究清楚，但多项科学研究普遍认为，雌激素是乳腺癌发生、演进的重要刺激因子，而孕激素、泌乳素等怀孕、哺乳期特有激素则是具有保护性的激素。所以母乳喂养可能通过延长有益激素的保护作用时间，相应地缩短雌激素的刺激作用时间，从而降低乳腺导管上皮细胞发生恶变的风险。

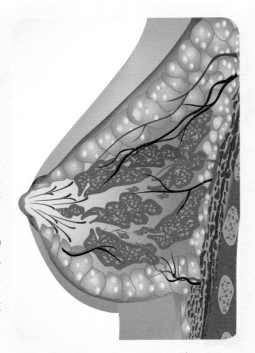

总而言之，母乳喂养不仅是宝宝赖以生存的最佳途径，而且可以减少女性乳腺癌的发病率。新的研究发现，母亲如果哺乳超过 6 个月以上，即使有乳腺癌的家族病史，患乳腺癌的概率也会降低5%。

此外，坚持母乳喂养的妈妈患卵巢癌、尿路感染和骨质疏松的概率也明显降低。同时，日后患子宫内膜异位的风险也会大大减少。

母乳喂养可加快妈妈产后康复，还可减少子宫出血、子宫及卵巢恶性肿瘤的发生概率。美国匹兹堡大学研究人员的最新研究成果显示，产妇用母乳喂养宝宝的时间越长，她们患心脏病以及心血管疾病的风险也越低。

 小贴士

母乳喂养时，宝宝吸吮乳头时产生的刺激，能促进催产素的分泌，还能促进产妇的子宫收缩，减少产后出血，促进恶露排出和子宫复旧。哺乳期间，排卵会暂停，也可以达到自然避孕的效果，有助于推迟再一次妊娠的时间。

可以使妈妈和宝宝建立亲密关系

对于宝宝来说，与人最初的交流，就是出生后被妈妈抱在温暖柔软的怀里吮吸乳房。宝宝的嘴唇、舌头是非常敏感的，所以舌头接触的是妈妈的乳头还是奶嘴，其差别是很大的。出生后即投入妈妈怀抱的宝宝比其他宝宝啼哭少，睡得熟，喂养更顺利，有利于生长发育。

宝宝吮吸妈妈的乳汁，获取的不仅仅是营养，还有妈妈的微笑、柔和的声音、温暖的体温、嘴接触乳房的感觉和温馨的气息等。宝宝是用全身来感觉妈妈，从而获得安全感，宝宝对哺乳的妈妈会无比信任，这种信任奠定了孩子学会尊重权威的基础。母乳喂养的母婴之间会产生一种默契，可以帮助妈妈传输对孩子行为的期望，也帮助孩子努力达到妈妈的期望。可见，母乳喂养不仅为孩子提供了物质营养，还提供了一种必不可少的"精神营养"。

这种感觉对于妈妈也是很重要的。宝宝的体温、乳头被吸的感觉、乳汁涌出的感觉等等，都能够刺激妈妈萌生母爱，提高作为妈妈的意识，增强育儿的自信。

母乳喂养还有一个显著的优势，既满足了宝宝，又方便了妈妈。那就是当宝宝饿了，还有什么比母乳来得更方便？特别是在夜间，手忙脚乱地去烧开水、冲奶粉、热奶、等待奶粉降温……会让全家人都睡得不安稳。而宝宝肚子饿时马上能吃到香甜的母乳，会让宝宝更好地建立起对人生的信任感。同时，喂母乳也会使妈妈体内分泌有助于放松的激素，令母亲身体放松，心情愉快，免除我们因孩子的哭声而引起的内疚与焦虑。

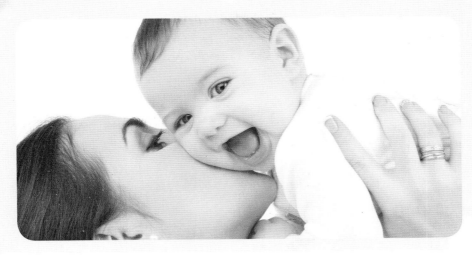

所以，母乳喂养不仅仅是用来给宝宝补充营养，也是一种极其有效的爱的传递方式，妈妈爱孩子可以通过乳汁来传达，而孩子通过接受到乳汁也能感受到妈妈浓浓的爱意。

另外，延长母乳喂养，有助于巩固母子亲密关系、建立孩子的安全感。一来孩子有更多的时间和机会跟妈妈在一起亲密接触，孩子和妈妈沟通交流的机会也就更多，亲子之间的关系也就更密切；二来在孩子疲劳、受惊、烦躁或者悲伤时，吸吮母乳能够给予孩子最及时、最有效、最温馨的安慰，让孩子在需要帮助时，得到的是人的帮助，而不是物品（奶嘴、玩具、零食等）。

总之，母乳喂养是妈妈与宝宝亲子交流的第一步，得到的回报不仅仅是健康的宝宝，还有一位健康的妈妈和一颗健康亲子关系的种子。除了特殊情况，建议妈妈们尽可能地采取母乳喂养方式。

◎ 免费的母乳，可以帮家庭节省奶粉钱

表面上看，母乳喂养与人工喂养相比，母乳喂养意味着孩子要从妈妈身上吸取养分，妈妈身体负荷会更重，无论何时，只要孩子饿了，妈妈就是在香甜的睡梦中也要爬起来喂奶，因而妈妈会更累。而人工喂养，只要付一点奶粉钱，就可以让妈妈轻松很多，因而身边选择人工喂养的妈妈逐渐增多。然而尽管母乳喂养看上去要妈妈付出更多的精力与时间，这些付出在哺乳的当时、在宝宝成长过程中、甚至在久远的未来，都会给妈妈和家庭带来难以估量的回报。

首先，母乳喂养可以为家庭省下大笔的奶粉钱。一个吃奶粉的宝宝，每个月大概要吃掉3~5罐奶粉，按一罐150~300元人民币计算，每个月光奶粉的花费为450~1500元，一年就是5400~18000元，这对于普通收入的家庭来说，是一个十分沉重的负担。随着国内几起大的奶粉问题出现，爸爸妈妈们不敢给孩子吃国内的奶粉，转而购买进口奶粉，昂贵的价格，给家庭经济又增添了不小的负担。如果宝宝需要非过敏性配方奶，那费用就更高了。而人工喂养奶瓶的购置和更换也是一笔不可忽略的支出。

其次，母乳喂养可以为家庭节省医疗支出。宝宝在最初的6个月里，对病菌产生抗体的能力有限，他的免疫系统要在随后的6个月里才逐步具备自我调节能力。同时，宝宝通过胎盘从母体中获得的抗体又被逐渐消耗殆尽，所以6个月大

的宝宝会经历一个抗体空期。这时，母乳中的抗体和白血球正好可以发挥抗病菌的作用，保护宝宝免受周围环境中有害菌的侵害，减少宝宝生病概率。

产后很多新妈妈为了瘦身，恢复苗条身材，在健身上面花费的金钱也不少，而母乳不仅可以帮助妈妈消耗体内多余的脂肪，达到瘦身的效果，也可以减少妈妈患乳腺和卵巢肿瘤的风险，减低以后发生髋关节骨折和骨质疏松症的风险。

最后，母乳喂养可以为家庭节省月嫂家政支出。母乳喂养的宝宝通过母乳过程中的交流和皮肤的接触，更容易与妈妈建立起亲密的关系，宝宝所需要的安全感和爱的需要更容易得到满足，所以，母乳喂养的宝宝虽然对妈妈的依赖性更强，但是比人工喂养的宝宝更容易带；而妈妈对于自己宝宝的性格、脾气会有更深的了解，对于自己带宝宝也会更有信心和经验，所以，妈妈能很和平地跟宝宝相处，而不需要其他人的帮助。

家庭支出是一般的家庭都非常关心的方面，备孕、怀孕期间已经是一笔不小的花费，产后如果有既不浪费钱又能保证妈妈、宝宝健康的两全其美的方式，为何不好好掌握呢？母乳喂养，为了妈妈、宝宝的健康，为了家庭财政压力的减小，赶快行动起来吧。

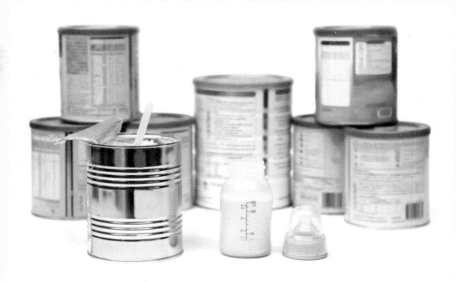

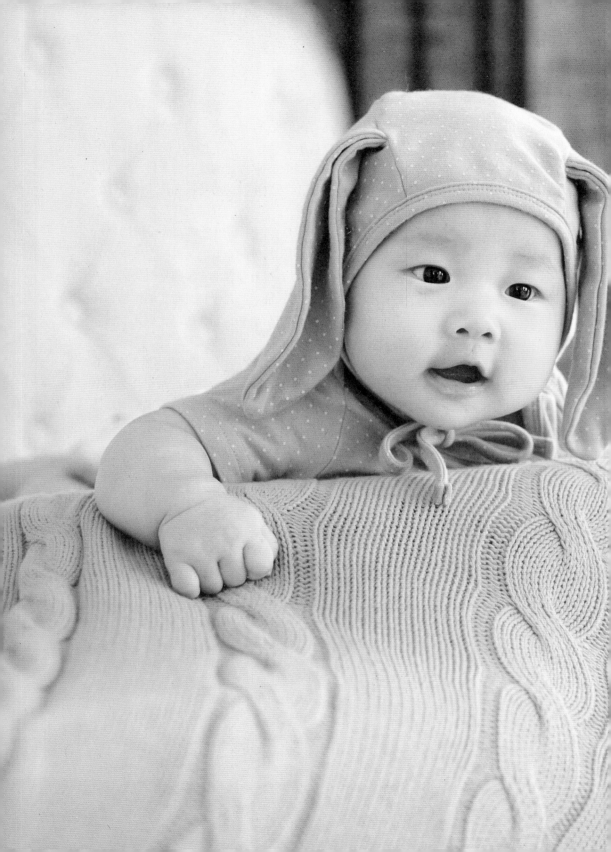

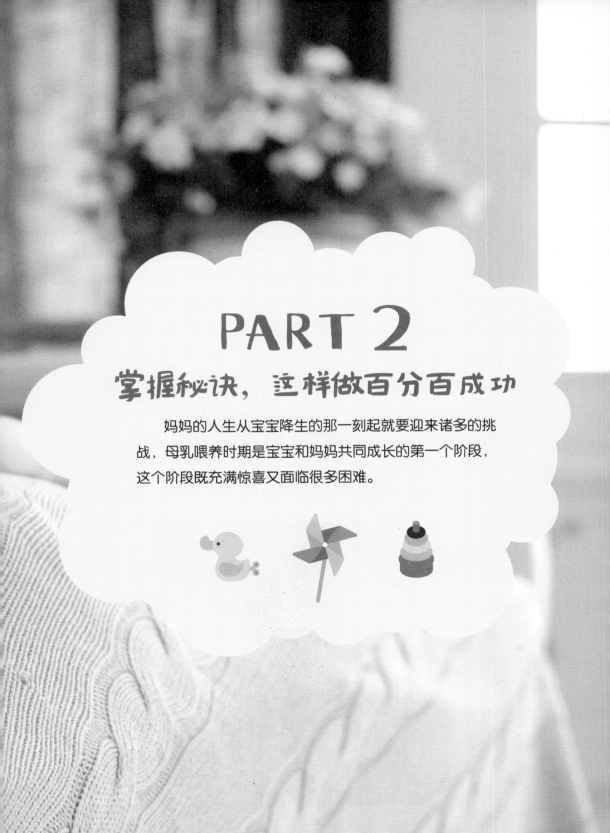

PART 2

掌握秘诀，这样做百分百成功

妈妈的人生从宝宝降生的那一刻起就要迎来诸多的挑战，母乳喂养时期是宝宝和妈妈共同成长的第一个阶段，这个阶段既充满惊喜又面临很多困难。

宝宝的第一口"饭"

　　宝宝在出生后吃到的第一口"饭"就是妈妈的乳汁，那乳汁是怎么分泌出来的，乳汁又有哪些营养呢，在不同的时期乳汁又有什么不一样呢？本节就这些问题，为妈妈们解答疑惑，让宝宝能更好地吃到第一口"饭"。

不同时期的母乳

　　乳房会在宝宝成长的不同时期分泌不同的母乳，在整个哺乳过程中，妈妈的乳汁会有初乳、成熟乳、过渡乳、晚乳四种变化。在每次的哺乳过程中，所分泌的乳汁也会有不同的变化。

初乳

　　产后1周内，妈妈的乳房就会分泌一种非常珍贵却往往被人忽视的乳汁——初乳。初乳呈蛋黄色、质稠、量少，但营养极为丰富，少量的初乳就可满足婴儿的营养需求。

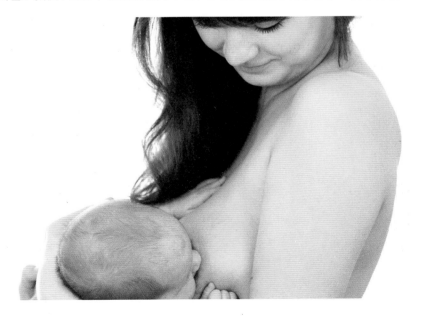

初乳含有丰富的蛋白质，含量是成熟乳的3倍，且有更多抗体、较少的糖分及脂肪。初乳还含维生素E和锌、丰富的蛋白质及 β ～ 胡萝卜素等婴儿必须的维生素和矿物质。

初乳有大量的免疫球蛋白和乳铁蛋白，有助于增进新生儿呼吸道及消化道防御病菌入侵的能力，提高新生儿的抵抗力。新生儿在脱离母体子宫后，自身的免疫系统尚未发展完全前，初乳就是新生儿最重要的抗体来源。初乳亦具有防止黄疸、促进消化、促进胎粪排出的功能。

因此，将母亲在产后数天内分泌的初乳喂给新生儿，便可有效地保证初到人世的新生儿的健康。

过渡乳

过渡乳顾名思义就是初乳向成熟乳的过渡，产妇在产后7～14天所分泌的乳汁称做过渡乳，过了这段时间，母乳就转变为成熟乳了。这时候的母乳脂肪含量很高，乳糖的含量也在增加，但是蛋白质和矿物质的含量却在逐渐减少，母乳量也渐渐增多，可以达到每天500毫升左右。

成熟乳

成熟乳是指产妇在产后15天～9个月内所分泌的乳汁，实际上要到30天左右才趋于稳定。这时，产妇每天的乳汁量增至700～1000毫升，母乳营养成分的含量也逐渐减少了，直至泌乳结束。成熟乳的成分逐渐稳定，尤其是蛋白质维持在一个相当恒定的水平，成熟乳中的蛋白质含量虽较初乳少，但它所含有的各种蛋白质成分比例适当，脂肪、糖类、维生素、微量元素等含量丰富，并含有帮助消化的酶类和免疫物质。

不同阶段母乳营养成分对照表

阶段	蛋白质 %	脂肪 %	碳水化合物 %	矿物质 %
初乳	2.25	2.83	2.59	0.3.77
过渡乳	1.56	4.87	7.74	0.2407
成熟乳	1.15	3.26	7.50	0.2062
晚乳	1.07	3.16	7.47	0.1978

晚乳

　　母亲产后10个月以后的乳汁被称为晚乳，此时母乳的量和乳汁的各种营养成分都很少。例如晚乳中蛋白质的含量仅为初乳的1/10左右。尽管如此，母乳喂养仍然必不可少。与此同时，随着孩子月龄的增长和牙齿的萌出，孩子对各种营养素的需求也在逐渐增加，对食物的质和量也在不断提出新的要求，为保证孩子的营养，应及时添加辅食。

　　而在每次哺乳的过程中，母乳的成分也会随着喂养时间而变化。在哺乳之初的前乳富含水分，接近结束的后乳则含有较多脂肪；前乳可以让婴儿解渴，而高脂肪的后乳才是喂饱婴儿的食物，并且向宝宝发出停止吸吮的讯息。

母乳的三大主要成分

　　母乳富含宝宝成长所需要的营养，是宝宝最好、最天然的食物。母乳的组成除了水之外，主要的三大成分为脂肪、碳水化合物及蛋白质。

脂肪

　　母乳营养成分中的脂肪是婴儿重要的热量来源，是婴儿神经系统发育必需的营养。婴儿的神经细胞需要脂肪来合成及保护，而且脂肪是细胞膜的组成成分。

　　母乳中的脂肪是以脂肪球的形式存在的，母乳中脂肪球少，且含多种消化酶，加上小儿吸吮乳汁时舌咽分泌的舌脂酶有助于脂肪的消化，故对缺乏胰脂酶的新生儿和早产儿更为有利。此外，母乳中的不饱和脂肪酸对婴儿脑和神经的发育有益。

　　另外母乳胆固醇的含量也比牛乳高，这对婴儿脑细胞的发育非常有好处，同时还能促进体内酶的合成，调节婴儿身体的发育。

碳水化合物

　　母乳第二个主要成分是碳水化合物，母乳中大部分的碳水化合物都是以乳糖的形式存在的。乳糖是一种双糖，它是由半乳糖和葡萄糖所组成，能为婴儿身体的发育提供能量，对婴儿脑发育有促进作用。母乳中所含乳糖比牛羊奶含量高，为6.5～7.0克/分升。母乳中所含的乙型乳糖有间接抑制大肠杆菌生长的作用，还有助于钙的吸收。

蛋白质

蛋白质是肌肉和骨骼的基石。母乳有许多不同种类的蛋白质，母乳中乳白蛋白占总蛋白的60%以上，是母乳中最重要的蛋白质组成部分，它富含人体必需的色氨酸。乳白蛋白可促进糖的合成，在胃中遇酸后形成的凝块小，利于消化。而乳清蛋白能够提供最佳的氨基酸组合，母乳中乳清蛋白和酪蛋白的比例为3：2。

此外，母乳中还有许多其他重要的蛋白质，如抗体、有助铁吸收的乳铁蛋白、促进乳酸菌生长的生长因子等。

除了上述的成分，母乳也含有多种维生素和矿物质。如维生素A、D、E、K、β胡萝卜素、钙、钾、氯、铁、锌等，都对宝宝的成长发育有所贡献。

母乳中锌的吸收率可达59.2%，铁的吸收率为45%～75%。母乳中还有丰富的铜，对保护婴儿娇嫩的心血管有很大作用。母乳中钙磷的比例为2：1，易于吸收，对防治佝偻病有一定作用。

维生素A、维生素E、维生素C较高，而维生素B_1、维生素B_2、维生素B_6、维生素B_{12}、维生素K、叶酸含量较少，但能满足婴儿的生理需要。

母乳完全可以满足婴幼儿前6个月的营养需求。6个月后即使在饮食中加入副食品，母乳仍可继续提供长达2年的重要营养物质和生长因子，母乳可以说是对宝宝最有益的食物。

人乳、人初乳和牛乳营养成分表

成分	人乳	人初乳	牛乳
蛋白质（g/100g）	0.9	2.7	3.3
酪蛋白（g/100g）	0.4	1.2	2.7
乳白蛋白（g/100g）	0.4	—	0.4
乳球蛋白（g/100g）	0.2	1.5	0.2
水（g/100g）	88	87	88
脂肪（g/100g）	3.8	2.9	3.8
不饱和脂肪（%）	8	7	2
乳糖（g/100g）	7	5.3	4.8

母乳喂养要 "三早"

母乳喂养的 "三早" 是指早接触、早吸吮和早开奶。主要是产后1个小时内要让宝宝与妈妈亲密接触30分钟，及早让宝宝吸吮妈妈乳房，实现第一次的喂奶。其次是要24小时母婴同室，实现 "按需哺乳"。

早接触

新生儿出生30分钟后，要与母亲进行皮肤接触。顺产后，在室温允许的情况下，尽可能让妈妈与宝宝裸露肌肤，让宝宝趴在妈妈胸前进行肌肤接触。而剖腹产的妈妈则要避开伤口，在妈妈身体侧面放置靠枕，让宝宝斜趴在妈妈胸前。

分娩过后，妈妈与宝宝保持母子肌肤接触，不仅使妈妈在经过较长时间的待产、分娩后心理上得到安慰，而且使妈妈对宝宝萌发母爱，增进母子间的感情。

对宝宝而言，刚出生的宝宝还不能适应较大的温度变化，与妈妈直接接触可保持皮肤温度，也使初生的宝宝在皮肤接触时很快表现安静。还可以感受到母亲的心跳，增加安全感。更重要的是这种接触可刺激乳汁的产生，也使新生儿的吸吮能力尽早形成，对母乳喂养有很重要的意义。

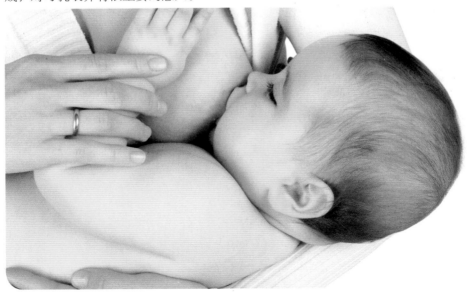

早吸吮

不管是剖腹产的还是顺产的妈妈，出生后30分钟就可以喂母乳。在母婴皮肤接触的同时，就要让婴儿开始吸吮母亲的乳头。因为婴儿出生后，产妇的脑垂体可立刻分泌催乳素，而且新生儿在出生后20～50分钟时正处于兴奋期，此时会出现觅食反射、吸吮反射，过后可能会因为疲劳而较长时间处于昏昏欲睡的状态中，吸吮力也没有出生时那么强了。

在分娩后的头1个小时内，大多数新生儿对哺乳或爱抚都很感兴趣，利用这段时间开始母乳喂养是再合适不过的了。对于宝宝来说，首次哺乳越早越好。让宝宝尽早地吸吮乳汁，牢牢地记住此时与乳头地接触感觉，给宝宝留下一个很强的记忆，这对于妈妈以后顺利母乳喂养至关重要。

早早地吸吮，对于宝宝和产妇都有很多好处。吸吮帮助消除宝宝在分娩过程中承受的紧张，帮助宝宝适应新环境。在母亲乳头的刺激下，婴儿的口腔吸吮功能、肠胃消化功能、排泄系统的功能和呼吸功能都会较早进入工作状态，并且能强化宝宝活动能力，所以不可小视它的特殊促进作用。

而且在母亲的怀里，宝宝吮吸乳头的同时，感受到妈妈的体温，宝宝会从妈妈的身上获得安全感和满足感，从而对母亲产生信赖。妈妈也会因此萌生母爱，满怀热情地去抚育婴儿。

对于妈妈来说，尽早让宝宝吸吮乳头，可使自身体内产生更多的催产素和泌乳素，增强子宫收缩、减少产后出血，刺激乳腺泡，使乳房充盈。尽早吸吮母亲乳头可及早建立泌乳反射和排乳反射，并增加母亲体内泌乳激素和催产素的含量，加快乳汁的分泌和排出。

所以妈妈要懂得这一点，尽早作准备让婴儿早吸吮，即使没有乳汁，也要一直让婴儿吸吮乳头。

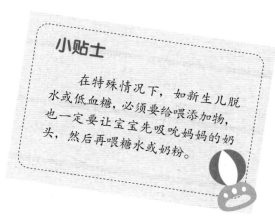

小贴士

在特殊情况下，如新生儿脱水或低血糖，必须要给喂添加物，也一定要让宝宝先吸吮妈妈的奶头，然后再喂糖水或奶粉。

早开奶

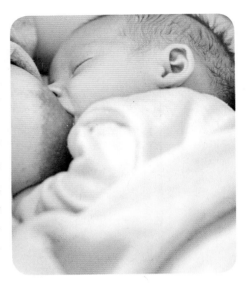

开奶即新生儿出生以后的第1次喂奶，第1次开奶时间是在分娩后30分钟内。此时新生儿吸吮反射最强，而喂奶越早越勤，乳汁分泌得越多。

顺产的妈妈最佳开奶时间是产后30分钟内，以后每隔3～4小时喂奶1次，每次15～20分钟。如果宝宝吸吮力差，可以适当延长喂奶时间。难产及早产儿，可以酌情推迟开奶时间。剖腹产的新妈妈，也可以稍微推迟开奶的时间。一般情况下，应该在产后12小时内开奶。

还没有母乳分泌的妈妈，可以先让宝宝吮吸妈妈的乳头，这样可以促进乳汁的分泌。如若靠宝宝吸吮未能成功开奶，妈妈也可以模拟宝宝吸吮的方法人工开奶。

联合国儿童基金会提出的"母乳喂养新观点"认为，在开奶前不要给宝宝喂糖水和牛奶，提倡早开奶、勤喂奶。尽早地开奶对母亲和新生儿都有好处。

早开奶可以让宝宝尽早获得营养补充，避免新生儿低血糖的发生，还可促进母乳喂养的成功。乳腺初次生成的乳汁称为初乳，这时的初乳含有较多免疫物质IgA和具有杀菌作用的物质溶酶菌等，可使新生儿少生病。最早的初乳含有脂肪，尽管量不多，但已足以起到帮助排出体内的胎粪、清洁肠道、减少新生儿黄疸的作用。刚开始喂奶时，孩子每次可能吃到5～10毫升母乳，妈妈的乳房也不胀。此时妈妈不必心急，只要用正确的姿势让孩子多吸吮，用不了几天乳汁就可以大量分泌了。

小贴士

马麦式挤奶法：用手将乳房从根部托起，常用手的拇指与并拢的食指、中指，打开呈"C"字形，相对置于乳头上下方，即拇指摆在乳头上方12点钟处，食指与中指于乳头下方6点钟处，分别距离乳头约3厘米处；拇指、乳头、食中两指呈一直线。手指先向胸壁方向推，轻轻地向前滚动拇指，犹如盖手印一般，同时将中指的力道转移至食指。之后放松手指。反复如上动作，直至乳汁排出。

实现全母乳喂养的准备

　　妈妈们常常是以一种既紧张又期待的心情来面对母乳喂养，一方面为终于在十月怀胎之后见到亲爱的宝宝而激动，另一方面又因为初为人母，对母乳喂养宝宝手足无措。本节介绍了母乳喂养的知识，为妈妈们提供指导。

轻松自在的产后哺乳姿势

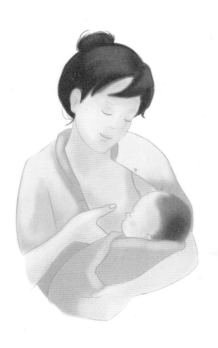

摇篮式

　　这是一种基本的哺乳姿势，它需要妈妈用臂弯托住宝宝的头部，坐在有扶手的椅子或床上，后背靠着枕头，把脚放在矮凳、咖啡桌或其他高些的平面上，以避免身体向宝宝倾斜。

　　把宝宝放在大腿上，让他可以侧面躺着，脸、腹部和膝盖都直接朝向妈妈。把宝宝下面的胳膊放到妈妈胳膊的下面。如果宝宝吮吸妈妈的右侧乳房，就把他的头放在妈妈右臂的臂弯里，把前臂和手伸到宝宝后背，托住他的颈部、脊柱和臀部。让宝宝的膝盖顶在妈妈的身上或左胸下方。宝宝应该是水平的或以很小的角度平躺着。

　　摇篮式适合顺产的足月婴儿。剖腹产的妈妈使用这种姿势则会对腹部造成过大的压力。

交叉搂抱式

它与摇篮式的不同之处在于：宝宝的头部不是靠在妈妈的臂弯上，而是靠在妈妈的前臂上。如果妈妈用右侧乳房喂奶，就用左手和左臂抱住宝宝，使宝宝的胸腹部朝向妈妈。用手指托住宝宝头部后侧及耳朵下方，引导他找到乳头。

在喂养过程中，可以用靠垫支撑宝宝的上半身，帮助他有效衔乳。妈妈要用肘部夹住宝宝的臀部和大腿，以免宝宝在吃奶时滑落下来。在宝宝吸吮顺畅之后，妈妈可将扶着乳房的手慢慢撤出，改成双手交叠支撑宝宝头部。

这种姿势更适合吸吮力弱和含乳头有困难的小宝宝，另外，乳房丰满的妈妈也可采用此姿势。

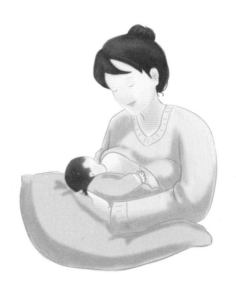

橄榄球式

"橄榄球式"又称为侧抱式，就是把宝宝夹在胳膊下面，与哺乳的乳房同一侧的胳膊，就像夹着一个橄榄球或手提包一样。

首先，把宝宝放在体侧的胳膊下方，让宝宝面朝妈妈，鼻子到妈妈的乳头高度，宝宝双脚伸在妈妈的背后。把妈妈的胳膊放在大腿上（或身体一侧）的枕头上，用手托起宝宝的肩、颈和头部。另一只手呈C形托住乳房引导他找到乳头，这时候他的下巴会首先碰到乳头。不过，要小心，不要太用力地把宝宝推向妈妈的胸部，他会因为抗拒而向后仰头，顶着妈妈的手，妈妈要用前臂撑住宝宝的上背部。

剖腹产的妈妈会比较喜欢橄榄球式，因为可以避免宝宝压到其腹部。

另外，如果宝宝很小或含奶头比较困难，这种姿势也可以让妈妈帮他找到乳头。橄榄球式还适合乳房较大、乳头扁平的妈妈。这个姿势喂养双胞胎也非常合适。

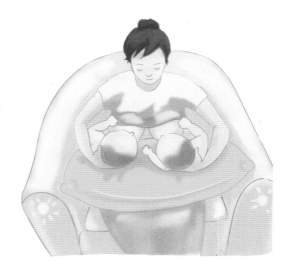

平躺式

妈妈平躺在床上，家人帮助将一个有硬度的靠垫放置在妈妈哺乳的那侧腋下。家人协助将宝宝抱给妈妈，一手托住宝宝肩头，一手托住宝宝臀部，让宝宝斜趴在妈妈乳房上，下半身伏在靠垫上。妈妈要一直手护住宝宝的背部和臀部，这时候妈妈就可以给宝宝哺乳了。在此过程中，如果宝宝有扭动，家人在旁边可以调整好靠垫，以便让宝宝更舒服地喝奶。

此姿势适合剖腹产后的妈妈，为了保护腹部伤口，用此姿势是最舒服和方便的。

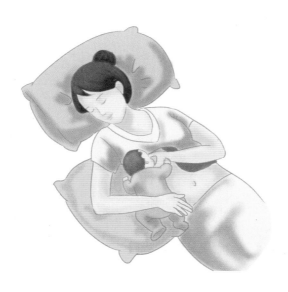

妈妈的背后用枕头垫高上身，半躺半坐着；妈妈把宝宝横倚在胸腹，宝宝脸朝向妈妈的乳房。宝宝身下可以垫一个枕头，垫高位置。妈妈用手臂托起宝宝的背部，手肘承托宝宝头部，整只手放在宝宝身后的枕头上，以便宝宝的嘴巴可以衔住妈妈的乳头。

如果刚开始一口含得不舒服，可以抬起宝宝的头，调整身体再来一次。如果乳房"摊"下来，变得扁平，用手拢住一点，可以让宝宝含得更深。

这种姿势适合于分娩后头几天，坐起来仍有困难的妈妈。也适合乳房大、出乳流速快的妈妈使用，可以让宝宝更好地衔乳，不那么容易呛奶。

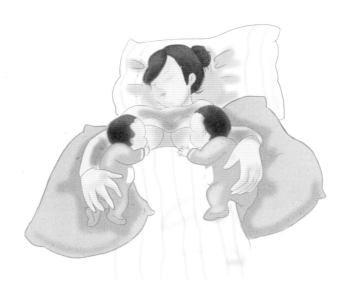

侧躺式

这是侧躺在床上喂奶的姿势。妈妈可以请先生或其他帮手在其身后放几个枕头作为支撑，也可以在头和肩膀下面垫个枕头，在弯曲的双膝之间再夹一个，其目的是要使后背和臀部在一条直线上。

让宝宝面朝妈妈，妈妈用身体下侧的胳膊搂住宝宝的头，把他抱近自己。或者也可以把身体下侧的胳膊枕在自己头下，以免碍事，而用身体上侧的胳膊扶着宝宝的头。如果宝宝还需要再高一些，离妈妈的乳房更近一点，可以用一个小枕头或叠起来的毯子把宝宝的头垫高。如果姿势正确，宝宝应该不费劲就能够到妈妈的乳房，妈妈也不需要弓着身子才能让宝宝吃到奶。

妈妈可以用手扶住宝宝的背部，或者在宝宝身后放一个靠垫，避免他扭动。

此姿势比较适合产后初期的妈妈。对因剖腹产而有伤口不能坐起的妈妈，和顺产后比较疲倦的妈妈而言，此种喂养姿势最舒服和省力。

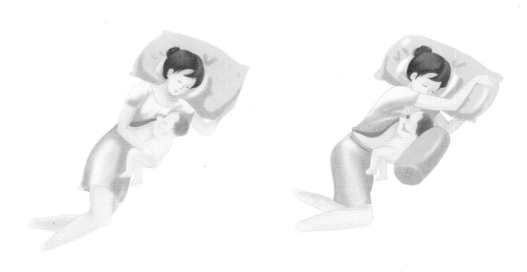

宝宝正确的含乳姿势

1 让宝宝主动衔乳

妈妈不要将自己的乳头直接塞到宝宝还没有张开的小嘴里。而是让宝宝自己主动张开小嘴迎向乳头并正确衔接乳头。在婴儿正确衔接乳头吸奶前，母亲要始终坚持用正确的母乳喂养姿势将婴儿拥抱在乳房前，不要没过一会儿就把婴儿抱离乳房，妈妈的耐心是哺乳的关键。

2 舒服的哺乳姿势

妈妈选定一个最适合的哺乳姿势，将宝宝安置好，就可以用乳头轻轻抚弄宝宝嘴唇，不停这样做直至宝宝小嘴完全张开到能衔住乳头。

③ 嘴乳衔接

　　妈妈要仔细地检查，若直观发现宝宝下巴和鼻子尖接触乳房了，就说明宝宝嘴乳衔接正确。若婴儿吸奶时母亲的乳头有被吸拉向婴儿口咽方向的感觉，就说明婴儿上、下牙槽突上的龈缘组织正压在乳晕上。

　　婴儿正确衔接乳头的表现应该是嘴唇向外凸出而不是向口腔内回缩。还要检查婴儿有没有吸吮自己的下唇或者舌头。母亲牵拉婴儿下唇就能检查出婴儿是否在吸吮下唇和舌头。

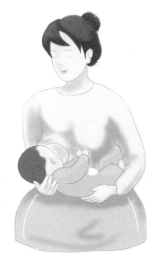

正确的哺乳姿势

④ 姿势错误时要重新调整

　　如果姿势不正确，乳头疼痛，很可能是婴儿正在咀嚼乳头而不是用上、下牙槽突上的龈缘组织完全包住乳头和乳晕。这时就要将宝宝的嘴从乳头移开，再重新让宝宝衔接乳头。如果听到的是与唇部动作一致的吸吮声，说明宝宝衔接乳头的姿势也不正确。母亲要时刻确保婴儿是在正确地吸奶而不是在无效地吸吮乳头。

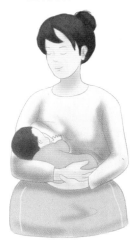

错误的哺乳姿势

⑤ 舒服的哺乳姿势

　　宝宝的嘴巴衔接乳头后，如果乳房组织阻塞了宝宝的鼻孔，母亲用手指轻轻地向下压迫乳房表面组织就能让宝宝呼吸畅通，轻轻抬高宝宝也能提供一点呼吸空间。但是母亲的这些动作不能让婴儿与好不容易才正确衔接好的乳头松开。

　　一旦吸吮完毕，不要唐突拉开宝宝衔在乳头上的小嘴，首先应该终止婴儿的吸吮。母亲终止婴儿吸吮的方法就是用手指非常小心地插入宝宝的口角让少量空气进入，并迅速敏捷地将手指放入上、下牙槽突龈缘组织之间，直到宝宝松开为止。

母乳喂养的小窍门

坐姿舒适

让妈妈舒服地喂奶，可以依靠枕头的帮助。首先要选择一把舒适的、有扶手的椅子，再用枕头支撑好产妇的后背和胳膊，还可在脚下垫几个枕头，以免身体向宝宝倾斜，也可以把脚放在脚凳、咖啡桌或一摞书上。在大腿上放个枕头或叠起来的毯子，就不用弯腰了。

C形托举乳房

母乳喂养期间，妈妈的乳房会变得更大、更沉重。所以，在喂奶的时候可以用空着的那只手以C形托住乳房，即4个手指托在乳房下面，大约在时针9点钟的位置，大拇指在上面3点钟的位置，手指应距离乳头和乳晕至少5厘米，以免宝宝咬到妈妈的手指。

固定好宝宝

用胳膊、手加上枕头或叠起来的毯子来支撑宝宝的头、颈、背和臀部，让它们保持在同一直线上。妈妈也可以把宝宝包裹起来，或把他的双臂轻轻固定在身体两侧，这样就能更轻松地给宝宝喂奶了。让宝宝感到安全舒适，有助于他更愉快有效地吃奶。

变换喂奶姿势

尝试不同的喂奶姿势，有助于找到最舒服的姿势。很多妈妈发现避免乳管阻塞的最佳方法就是有规律地变换喂奶的姿势。因为每种姿势都会使乳头的不同部分承受压力，也可能会避免乳头疼痛。轮流用不同的乳房先喂，妈妈的奶量会大大增加。

心情放松再喂奶

妈妈在喂奶前要放松心情，做几次深呼吸，闭上眼，想一些宁静的画面。在手边放一大杯水、牛奶或果汁，准备在喂奶的时候喝，补充足够的水分能帮助妈妈分泌更多乳汁。

让宝宝停止吃奶

如果需要改变抱宝宝的姿势，让他换吃另一个乳房的奶，或者出于某些原因需要停止喂奶时，可以把手指轻轻伸进宝宝的嘴角里，当宝宝的嘴发出一声轻轻的"啪"后，就表明他停止吃奶了。

掌握不同特点乳头的哺乳技巧

乳头大小和母乳喂养无太大关系，但乳头大小却会影响哺乳。针对不同特点的乳头，妈妈们要采用不同的喂养技巧。

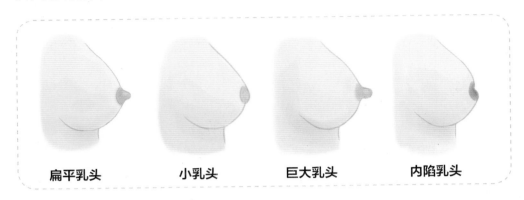

| 扁平乳头 | 小乳头 | 巨大乳头 | 内陷乳头 |

扁平乳头

是指直径虽然在标准范围内，但是却不够凸出，也就是乳头长度较短，约在0.5厘米以下。

多吸吮：对宝宝而言，扁平乳头比较不容易吸到口腔深处，不过只要多让宝宝吸吮，转变成正常乳头的概率很高，宝宝也就能吸得轻松又顺利。

小乳头

是指乳头直径与长度都在0.5厘米以下。

含乳晕与多吸吮：和扁平乳头一样，宝宝比较不容易含住吸吮，只要让宝宝连乳晕一起含住，还是可以吸得到奶水，而且只要持续哺喂母乳，乳头形状将会变得更加容易吸吮。

巨大乳头

乳头直径在2.5厘米以上。

多吸吮：宝宝刚开始吸奶时会感到困惑，不知道该如何吸吮，但是经过一番努力之后，宝宝就会习惯妈妈的巨大乳头。即使妈妈的乳头比一般乳头大许多，只要妈妈与宝宝一同用心，一样可以顺利、成功地哺喂母乳。

内陷乳头

乳头凹陷在乳晕中无法突出于外部。

及早护理： 这类型乳头要及早先做好护理工作，以手指头刺激或乳头吸引器等方式都可以使乳头凸出。这类凹陷乳头，可以利用霍夫曼运动来改善凹陷情况，让哺乳变得更为顺利，一旦哺乳步上轨道，乳头只要接收到宝宝吸吮的刺激，就会自动凸出，不再需要刻意拉引，所以此乳头类型的准妈妈可千万不要轻易放弃。

喂奶的频率要记住

喂奶的频率很重要，掌握了这个频率，妈妈就能更好地对宝宝进行母乳喂养，宝宝也能健康成长。若是纯母乳喂养，可以按需哺乳，一般在妈妈感觉乳房胀满，或宝宝有觅食要求时，即可喂奶。但随着宝宝逐渐成长，每天喂奶的时间和喂奶量也会有所变化。

不同月龄宝宝的每日喂奶时间表

月龄（月）	喂奶间隔（小时）	喂奶量（毫升）	喂奶次数（次）	喂奶时刻（时）
1 ~ 14 天	2	30 ~ 60	按需哺乳	—
15 ~ 30 天	3	30 ~ 90	8	3、6、9、12、15、18、21、24
1 ~ 2 月	3	70 ~ 150	7	6、9、12、15、18、21、24
3 ~ 4 月	3.5	90 ~ 180	6	6、9 时半、13、16 时半、20、23 时半
4 ~ 5 月	4	110 ~ 200	5	6、10、14、18、22
5 ~ 6 月	4	200	4	6、11、17、22
6 ~ 9 月	4	200 ~ 250	3	6、12、18
9 ~ 12 月	4	250	2	6、18

小贴士

新生宝宝胃容量很小，一般情况下初生儿胃容量为 30 ~ 35 毫升，3 个月约为 100 毫升，6 个月为 200 毫升，1 岁为 300 ~ 500 毫升。胃的排空时间则随食物的种类和性质不同而不同，母乳喂养，胃的排空时间为 2 ~ 3 小时，因此，妈妈们要准确掌握婴儿的吃奶量。

提高乳汁分泌量

◎ 拒绝奶瓶

吸吮母乳是一件比较费劲的事，而吸吮奶嘴却会很容易地吃到东西。一旦宝宝适应了奶嘴的轻而易举，就不愿意再费力地去吸吮妈妈的乳房。吸吮频率的减少、吸吮力量的降低、吸吮时间的短暂，都将导致乳汁分泌的不足。

◎ 让宝宝多吸吮乳头

产后1周～2个月内，泌乳主要依靠宝宝的吸吮刺激来促使垂体促乳素分泌上升，垂体泌乳素抑制因子分泌减少。

因此，最好让宝宝及早地吸吮乳房，刺激乳房尽快分泌奶水。因为婴儿多次不定时地吸吮可以刺激产妇的大脑分泌释放催乳素。另外，只要宝宝需要喝奶时就抱起来喂奶，可促进产妇体内的催乳素分泌增多，增加乳汁的分泌量。

◎ 妈妈产后要保持愉快

精神因素对产后泌乳有一定的影响。因此，新妈妈在产后要注意保持好心情，缓解压力，忘掉烦恼，充分地休养身体。不要总是对宝贝是否吃饱、是否发育正常等问题过多地担心。精神上的振奋和愉悦会促使体内的催乳素水平增高，从而使奶水尽快增多。

◎ 保证充分地休息

哺乳期的妈妈有时候夜里要起身喂奶好几次，导致睡眠不足，而睡眠不足就会使奶水量减少。因此哺乳妈妈要注意抓紧时间休息，白天不需要哺乳时可以让家人照看一下宝宝，自己抓紧时间补充睡眠。

◎ 进食催乳食物

鲫鱼、花生、豆腐等，不过要适量、科学地补养。分娩后的第一周内食物宜清淡，应以低蛋白、低脂肪的流质为主。可适当多吃些黄豆、丝瓜、黄花菜、核桃、芝麻这类食物。

◎ 注意喂养技巧

最好两侧乳房交替哺乳，以免两侧乳房泌乳能力不一样而导致宝宝吃偏奶。每次喂奶都应给宝宝足够的时间吸吮，大致为每侧10分钟，这样才能让宝宝吃到乳房后半部储存的奶水。这部分奶脂肪含量多，热能是前面奶的2倍。

如因特殊情况不能哺乳时，一定要将乳房内的乳汁挤出、排空。每天排空6～8次或更多。只有将乳房内的乳汁排空，日后才能继续正常地分泌乳汁。

◎ 补充水分

哺乳期的妈妈可能比平常更容易感到口渴，因此，需要多次少量饮水，但不要大量饮水。可以多喝豆浆、果汁、原味蔬菜汤等等。

◎ 避免使用抑乳类药物

妈妈若吃含雌性激素的避孕药，或因疾病正接受某些药物治疗，有时会影响泌乳量，此时应避免使用这些药物，在就诊时，应告诉医生你正在母乳喂养，以便让医生开出不影响宝宝的药物。

◎ 对乳房进行按摩

每次哺乳前，先将湿热毛巾覆盖在左右乳房上，两手掌按住乳头及乳晕，按顺时针或逆时针方向轻轻按摩10～15分钟。经过按摩既能减轻产妇的乳胀感，又能促使奶水分泌。

因为按摩乳房的作用相当于婴儿对乳头的吸吮刺激。这种刺激可以通过神经纤维穿入下丘脑，促使脑垂体生乳激素释放；反射性引起脑垂体释放催产素，刺激乳腺和乳腺腺管收缩，将乳汁射入通向乳头的输乳管里，进而促进奶水分泌。

◎ 坚持母乳喂养

母乳喂养的好处在前文已经说过了，母乳妈妈们不要担心宝宝得不到营养。新生儿在头几天需要的量很少，他们小小的胃承受不了太多的食物。初乳里边含有丰富的抗体和大量的免疫物质，是给宝宝的天然预防针。妈妈们在哺乳过程中一定要坚定地对宝宝进行母乳喂养。

给宝宝建立规律的作息

完善有规律的作息，不仅给大人带来方便，对孩子也有很大的好处。宝宝2个月大之后，父母就可以开始为他们建立起有规律的作息了，因为这时父母已经能够区分出宝宝的习惯、喜好与排斥等方面，这些都将渐渐成为宝宝的个性显现；规律的作息让宝宝可以预先知道接下来会发生什么事，他们会减少担心、消除紧张，可以更好的去探索和学习。

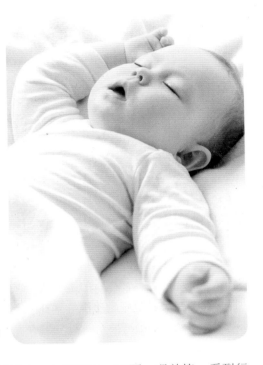

比如，宝宝起床后可以让他先喝点温水，接着让他活动、听音乐，然后再吃奶，如此可以让入眠一夜后的宝宝有个活动的时间，让他的肠胃有个蠕动的时间；下午让宝宝小睡一下再喝奶，然后准备洗澡、睡觉。

日常例程的制定，有助于帮宝宝调整并适应，包括睡眠、玩耍、喂养等一系列行动。每天都在相同的时间做一样的事，让一切都存有逻辑规律，宝宝便会有一种安心感。妈妈们也可藉由这种规律的作息，了解宝宝真正的需求，并满足他。

培养宝宝的作息规律是一件循序渐进的事，父母首先要重视，态度要平和，行为要耐心，言语要温和。父母可以从以下几个方面帮助孩子从小学会有规律的作息。

培养宝宝的昼夜观

通常宝宝在2~3个月大时，会开始有白天和夜晚的观念。白天的时候，当宝宝在小憩或午休时，应让他尽量在有光线或明亮的环境下入睡；晚上真正要睡觉的时候，要将灯光调暗。让宝宝了解白天与夜晚的睡眠环境是不同的，宝宝渐渐就会分辨白天与夜晚的差别，且会慢慢习惯日夜作息模式。

营造良好的睡眠环境

宝宝睡觉时，尽量不开大灯，只开灯光柔和的小壁灯，让宝宝一看到小壁灯亮起来就知道该睡觉了。除此之外，要给宝宝准备一个柔软的儿童枕头及透气的被褥，给他营造一个温暖舒适的睡眠环境。

让宝宝独自睡一张床

父母可以和宝宝睡一间房，但要让宝宝独自睡在自己的床上。这样除了可避免宝宝干扰到父母的睡眠，也能尽早让宝宝习惯自己一个人睡的感觉，让宝宝建立起独立性。

让宝宝自己入睡

当宝宝出现诸如揉眼睛、抓耳朵或吸吮手指等动作，就可将宝宝放到他自己的床上，准备让他自己入眠。假如宝宝哭，尽量不要将宝宝从床上抱起，也不要抱在怀里哄睡。最好的方法是让宝宝继续躺在床上，用一些对他有效的安抚方式如唱晚安曲、给他吃奶嘴等，让他慢慢入睡。

准备工作也要规律

养成任何活动都有规律的习惯，如吃饭前必须要给宝宝洗手和擦嘴，晚上睡觉前给宝宝洗澡、洗脸也要固定在特定的时间，建立洗漱后睡觉、起床后洗漱的条件反射，最后做到作息规律。

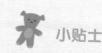

小贴士

培养宝宝的时间观念

1～6个月时：父母应注意仔细观察孩子的偏好，及时调整和安排孩子的作息时间。

6个月～1岁时：父母可就睡眠时间的固定，用暗示的方式给孩子逐步引入时间的概念。

1～2岁时：父母针对孩子对语言和动作感兴趣的特点，用强调和重复的方式，宣布和固定作息时间。

母乳喂养后，妈妈的疑惑

在做好母乳喂养的准备后，妈妈尝试了给宝宝哺乳，却又遇到了一些新问题。在母乳喂养的过程中，宝宝常见的问题有舌系带过短、吸吮无力、拒绝吃奶等。本节列出了一些宝宝易出现的问题，并给出了解决方法。

宝宝吃够了吗

大多数新生宝宝在度过最初的三四天后，会每天需要吃8~15次奶。到第1周结束的时候，这个吃奶频率多半会稳定到每天6~8次。

而在宝宝刚出生的头一两周里，不太好判断宝宝是否吃饱了，特别是当宝宝不停地找奶吃，或吃完奶仍安静不下来的时候。需要提醒妈妈们的是，只要宝宝想吃，就要给他吃，千万不要按照固定时间，卡着点给他喂奶。

怎么知道宝宝有没有吃饱，可以从以下几个方面来判断。

用婴儿体重增加的情况和日常行为来判断宝宝是否吃饱是比较可靠的。如果宝宝清醒时精神好，情绪愉快，体重逐日增加，说明宝宝吃饱了；如果宝宝体重长时间增长缓慢，并且排除了患有某种疾病的可能，则说明通常认为宝宝吃饱的时候他并没有吃饱。

但在宝宝出生的头几天，测量体重往往不是一个判断宝宝是否吃饱的标准，因为新生儿的体重一般在头3天会比出生体重减轻5%~10%，不过，等到宝宝出生5~7天后再用此方法，则较为有效。

哺乳时宝宝长时间不离开乳房，哺乳后宝宝放开了乳头，这说明他已经吃饱了。

查看宝宝的大便情况，正常大便应为黄色软膏状。宝宝吃奶不足时，大便会出现秘结、稀薄、发绿或次数增多而每次排出量少。

宝宝吃过奶后能安静地睡觉，直到下次吃奶前才有些哭闹；或有时猛吸一阵，就把奶头吐出来哭闹；体重不增加，这都是宝宝吃不饱的表现。如果宝宝吃奶时很费劲儿，吮吸不久便睡着了，睡不到1~2小时又醒来哭闹，或有时猛吸奶，也是因为宝宝没吃饱。

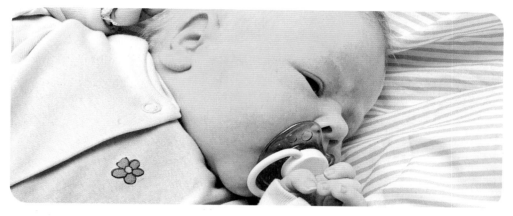

宝宝乳头混淆

乳头混淆，指新生儿因为吸吮母亲乳头之前先吸吮了奶瓶，或者频繁使用奶瓶，而不会吸吮或不愿吸吮母乳的现象。用奶瓶喂过的宝宝，或者是混合喂养的宝宝经常会出现此类情况。

宝宝出生后，如果用橡胶奶头吃奶，宝宝不需要用力吸吮，甚至都不用张大嘴巴就能轻易含住奶嘴。而吸吮母乳需要婴儿用舌头和下颚配合挤压乳晕位置。相比之下，吮吸母乳要费劲得多，而且即使用力吸也只能吸到很少的乳汁。

吸吮母乳和吸吮奶瓶的动作和技术是不同的，婴儿习惯了奶瓶的吸吮方式之后，在吸吮母乳时就产生了技术上的混淆。

乳头混淆的宝宝拒绝妈妈乳头的最大原因是觉得这样吃奶没有吃奶瓶容易。要改变这种状况，需要让宝宝更容易从乳房中吸到奶水。妈妈可以在喂奶之前，先用吸奶器或手压方式让奶水流出，让宝宝一吃上奶头就能大口地吃到母乳。等宝宝习惯了吸吮乳房，就不会再想念奶瓶了。

宝宝并不完全拒绝吸吮妈妈乳头，也会用正确的衔乳和吸吮姿势来吃母乳，只是还不明白妈妈的乳汁是一个奶阵一个奶阵分泌的，不像奶瓶里的奶那样能一直大口吃到没有。所以，当一个奶阵过去，下一个奶阵还没到来的时候，不能耐心的一边吸吮一边等待，会吐出奶头大哭。这时妈妈就要把宝宝抱起来哄逗，等情绪好转了再喂奶。

在宝宝不太饿、心情好的时候尝试喂养母乳，这样宝宝会更有耐心多尝试一会儿。妈妈可以先抱着宝宝玩，让宝宝接近胸部，然后自然地把乳头送到宝宝嘴边。不要突然喂母乳，也不要过于频繁地尝试喂奶。这都会让宝宝更讨厌吃母乳这件事。

让母乳喂养成为和宝宝的社交互动，伴随以眼神交流、肌肤相亲，逐渐让宝宝接受并爱上妈妈的乳房。

宝宝舌系带过短

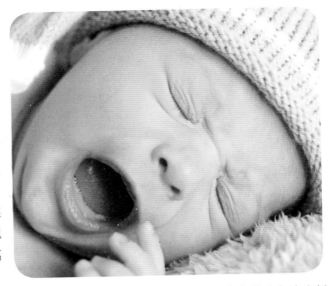

舌系带是指位于舌下区的、由一束纤维组织形成的纵行黏膜皱襞，前面与下颌中切牙间舌侧牙龈相连，后面与舌腹相连。

在新生儿时期，舌系带延伸到舌尖或接近舌尖，在舌的发育过程中，系带逐渐向舌根部退缩。正常情况下，2岁以后舌尖即逐渐远离系带。

如果喂奶时发现宝宝吃奶裹不住奶头而出现漏奶现象；宝宝衔乳或吸吮会造成妈妈乳房疼痛；宝宝哭泣或伸舌，舌尖呈"V"形或"W"形凹陷；宝宝想吃奶时，舌头也向下卷；这时就应考虑宝宝是否舌系带过短。

如果宝宝的舌尖与口腔底部相连过紧，他伸舌头时，舌尖就会不容易超出下牙龈，不能伸至乳头及乳晕下方卷成凹槽，导致无法进行有效吸吮。宝宝由于舌系带过短，在吸吮母乳时也会受到两个下门牙的磨擦而发生溃疡。

舌系带过短导致宝宝无法正常地吸吮母乳，宝宝的需求量得不到满足，成长缓慢，也导致妈妈的乳房在哺乳过程中受到宝宝的伤害，而引起疼痛。

当宝宝出现舌系带过短的问题时，可以请医生给宝宝做舌系带矫正手术。舌系带矫正手术非常简单，无痛，只需30秒钟即可完成。手术之后，宝宝就能有效衔乳，不会让妈妈乳房感到不舒服了。

小贴士

舌系带过短还会使孩子有语言障碍，特别是不能正常发卷舌音，或是吐字不清。若孩子在6个月以前就发现舌系带过短，可立即进行手术。舌系带过短的手术时间最好是在6岁以前完成，这样既不影响孩子身心健康，又不影响学习。

注意，发音不清除了与舌系带过短有关系外，也与大脑语言中枢、鼻腔、咽喉有密切关系。因此，手术以后，孩子仍然存在语言障碍，就要去神经内科或耳鼻喉科进行检查。

宝宝吸吮无力

宝宝在喝奶时一般都会牢牢地含住乳头，很有节奏、有力度地吸吮妈妈的乳房。但是有的宝宝在喝奶时常出现"没劲儿"的现象，这种现象叫做"吸吮无力"。宝宝为什么会出现吸吮无力，又该怎么解决呢？

新生儿吮吸力量小，且生产不久的母亲分泌的乳汁也很少，宝宝还没有习惯吸奶。所以，新生儿宝宝出现吸吮无力是正常现象。在这种情况下，妈妈要坚持让宝宝吸吮乳房，这样不仅让宝宝锻炼了吸吮能力，也使乳房的泌乳量不断增加。若是担心宝宝吃不饱，可以采用分多次少量喂养的方法。而随着月龄的增长，宝宝的吮吸力量会越来越大。

不愿意吸吮妈妈的乳房或吸吮无力，可能是因为宝宝处于厌奶期。其实，厌奶是宝宝成长的必经过程，这个阶段的宝宝因对周围事物充满了好奇，而很容易分心，无法专心吃奶。在此期间，妈妈要耐心引导宝宝，可以将宝宝抱至光线较暗且安静的地方喂奶，减少外界对宝宝的干扰，将其注意力转回到吃奶这件事上。

此外，宝宝出生后用奶瓶喂养而不肯吸吮母乳，吸惯了奶嘴再去吸妈妈的奶头，出现"乳头混淆"，也易造成吸吮无力。这时要坚决坚持母乳喂养，拒绝奶嘴，让宝宝慢慢适应妈妈的乳房，及时纠正混淆。

宝宝出现口腔疾病，如口腔溃疡、鹅口疮等。宝宝出现了口腔疾病，在吃奶时当然会感到不舒服，继而就会降低吸吮乳房的力度。此时建议妈妈带宝宝到儿科去检查，遵守医嘱，待病好后就不会出现吸吮无力了。

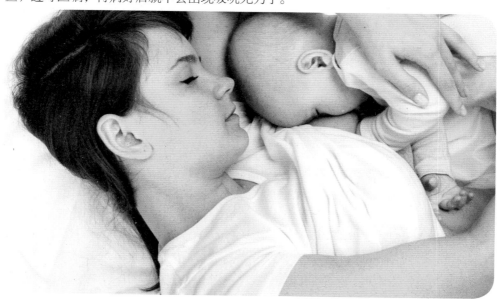

宝宝咬妈妈的乳头

6～7个月的宝宝会长出牙齿，牙床又痒又疼，十分不舒服，柔软的乳头，恰好做了唾手可得的牙胶。宝宝智力得到了进一步发育，在吃奶时不再是只顾吃奶，还会对母亲的说话作出反应，窥视母亲的表情，有时还会叼着母亲的乳头玩耍。

咬乳通常还发生在喂奶快要结束时，那时宝宝不再积极地吸吮吞咽。所以只要留意他的行为，就可以防止宝宝在安抚吸吮时咬到你。某种特定的眼神、某个特定的嘴部动作，都会提示你咬乳即将发生。你可以在自己受伤前采取措施，结束哺乳。

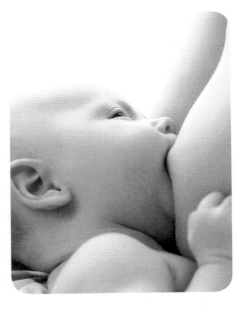

妈妈们要记住这样一个重要的事实：一个奶吃得正香的孩子是不会咬奶头的。咬的时候，宝宝已经结束了吃奶。因此那些挨过咬的妈妈在喂奶过程中要注意观察，看到宝宝已经吃够了奶，吞咽动作减缓，开始娱乐性吸吮时，就可以试着将乳头拔出来，防止被宝宝咬。有些时候，宝宝是用咬奶头来告诉妈妈："我吃饱了。"

如果宝宝咬乳头，将宝宝的头轻轻地扣向你的乳房，堵住他的鼻子。宝宝会本能地松开嘴，因为他突然发现自己不能够一边咬人一边呼吸了。如此几次之后，宝宝会明白，咬妈妈会导致自己不舒服，他就会自动停止咬了。

如果宝宝正处于咬乳的阶段，可平静地将手指头插进乳头和宝宝的牙床之间，撤掉乳头。他一咬，就立即让他离开乳房，把他放下。这样宝宝就知道不能咬妈妈的乳头了，因为会被放下。这并不是惩罚，但要坚决严肃，让他意识到咬妈妈和被放下是相关的。即使生气也不要大声地喊叫或打他，不然会吓着宝宝，让他伤心，甚至会导致宝宝拒绝吃奶。

注意妈妈不要面带微笑地制止，这只会让宝宝觉得这样做很好玩，就会一而再、再而三地咬乳头。这样就会使乳头受伤，甚至会影响哺乳。

妈妈同时要准备一些可以嚼或咬的东西给宝宝，例如他喜欢放在嘴里啃的玩具或是冷冻磨牙棒。在喂奶之前先让宝宝把这些东西咬个够。挨了咬、停止喂奶后，也应该及时地让宝宝咬这些磨牙的东西，缓解宝宝牙床的不舒服，同时也是告诉宝宝："不可以咬妈妈，但是可以咬东西。"

只要对宝宝咬乳的态度坚决并前后一致，这个问题很快就会不再出现。

宝宝偏爱一侧乳房

在母乳喂养过程中，妈妈们常发现宝宝出现在吸吮时偏爱一侧奶的问题。表现为在吃奶时一定要先吸吮他偏爱的那一侧奶，然后再吸吮另一侧，或者强硬地只吸吮他偏好的那侧奶，坚决拒绝另一侧。造成这种情况的发生，妈妈和宝宝都有原因。

妈妈的原因

因为妈妈是左撇子或者右撇子，觉得把宝宝放在这一侧比另一侧要容易，宝宝也感觉这一侧比另一侧要躺得舒服；一侧乳房会比另一侧更能有效地分泌及存储乳汁；妈妈的乳房不对称；妈妈体内有病变等等。

宝宝的原因

宝宝生病，耳朵有感染或者鼻塞，躺在患侧吃奶会有疼痛和不适感；习惯性侧卧，宝宝感觉卧向一侧时不舒服，他会偏向另一侧。

解决的方法

当发现一侧奶比另一侧奶更受宝宝欢迎时，妈妈要坚持两边换着喂奶，如每隔5分钟一换。喂奶前先抱一会儿宝宝，让他的头贴着他不喜欢的一侧，先从宝宝不太喜欢的那侧喂奶，同时，要更频繁地喂那侧乳房。妈妈跟他说话、玩耍，在他忘情而毫无防备的情况下，悄悄塞入乳头，久而久之宝宝会习惯的。

另外，让宝宝在饥饿的时候先吃奶少的一侧，奶水可越吃越多。这是因为宝宝饥饿感强，吸吮力大，对乳房刺激也强，这样奶少的那一侧乳房泌乳就会逐渐增多。

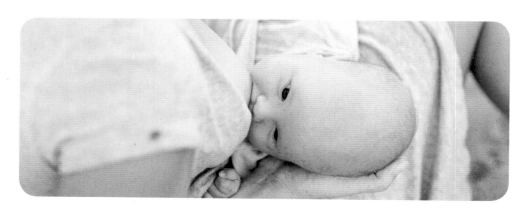

宝宝突然拒绝吃奶

宝宝生病了

宝宝拒绝吃奶时，首先要细心地观察宝宝的哭法、情绪、表情以及体温、粪便。如果这些方面与平时相同，就不必担心，如果与平时不同，宝宝就可能是生病了，要尽早带宝宝到医院就诊。

此外，宝宝鼻腔阻塞，呼吸不畅，也会影响哺乳。宝宝在出生后前3个月，主要靠鼻子呼吸，加上宝宝的鼻腔狭小，所以很容易发生鼻塞。如果宝宝由于鼻塞而无法很好地吮吸乳汁时，母亲可以用鼻吸引器把鼻涕吸出。如果这样还不能疏通鼻腔，就要带宝宝去看耳鼻科和小儿科。

宝宝耳朵被感染，吃奶时耳朵里产生压力或疼痛时也会拒奶。当宝宝讨厌被人触摸耳部，夜里啼哭，甚至出现耳部流脓等症状时就要到耳鼻科或小儿科接受诊治。宝宝由于出牙、鹅口疮等引起嘴部疼痛而拒奶也要及时就医。

如果是便秘导致的拒奶，可给宝宝喂点山楂水、保和丸等助消化的中药，饮食上吃容易消化的食物和富含纤维素的蔬菜、水果，帮助改善便秘的症状。

因生病引起的拒奶，应及时带宝宝看医生，治好了原发病，厌奶现象就随之消失。

注意力分散

6～9个月大的宝宝经常会出现拒奶的情况，因为他们总想多看看周围的世界。这个阶段的宝宝很容易分散注意力，他们更喜欢"吃一口"，而不是安稳地吃上一顿。

妈妈可以找个安静的房间给宝宝喂奶，喂奶前30分钟不要和宝宝逗乐玩耍，让他慢慢安静下来，喂奶前关上门窗，关掉电视、音响、电话、手机，家人也不要随意在宝宝身边走动，以保证房间的安静。

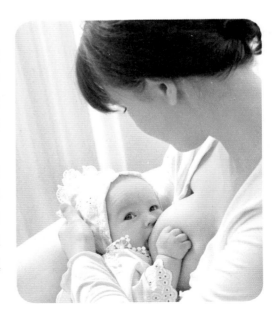

晚上给宝宝喂奶时，可以尝试把灯光调暗，或只打开床头的小灯，让光线柔和，这样宝宝更容易集中于喝奶。

妈妈喂养不当

宝宝没有正确地含住妈妈的乳头，因此不能充分并有效地吮吸乳汁，久之宝宝就会出现烦躁的情绪，进而拒绝吃奶。

妈妈乳房肿胀或乳汁分泌过多时，宝宝也会拒绝吃奶。这种情况也需要挤奶。此外，乳头内陷等乳头问题，也是宝宝拒绝吃奶的原因。

妈妈母乳喂养时，姿势不正确，致使宝宝不舒服或不能有效吸吮乳头而拒奶。

妈妈可以尝试不同的喂奶姿势。边喂奶边走来走去。有些宝宝更喜欢你边摇晃着他或边走着给他喂奶，而不喜欢妈妈坐着或是站着不动。

外在因素的变化

宝宝的日常生活发生了重大改变，比如搬家。宝宝到了一个陌生的新环境，会有危机感，会感到紧张、焦虑，这时就会拒奶。遇到宝宝的这种情况，父母要先陪着宝宝熟悉新环境，解除宝宝的危机感，待宝宝平静之后再喂奶。

宝宝与妈妈长时间分离，有些认生，不愿意再吃妈妈的奶。这时妈妈要尝试多和宝宝进行亲密的皮肤接触，多抱一抱宝宝，陪宝宝玩游戏，让宝宝重新对自己产生依赖感。在喂奶时，轻轻地摇晃他，温柔地和他说话，抚摸他，而不是强迫宝宝吃奶。

母乳变味了

宝宝的味觉和嗅觉都很灵敏，如果乳房中积存了上次哺乳时剩下的乳汁，在乳房积存的这些乳汁就会有咸味，变得难吃，宝宝因此拒绝吃奶。如果在哺乳前把积存的乳汁挤出，把乳房分泌的新鲜乳汁喂给宝宝，宝宝就会高高兴兴地吃奶了。

其次，乳汁的味道会因母亲摄入的食物不同而发生微妙的变化。以谷物、蔬菜为主，以肉类、鱼类为辅的饮食结构是最适宜的，为了分泌出宝宝喜爱的乳汁，母亲就要遵循平衡饮食，合理营养。

哺乳期宝宝常出现的问题

宝宝在吃母乳的期间，常会出现这样那样的小毛病。宝宝一直啼哭、时不时用手去扯耳朵、这些行为都表明宝宝的身体出现了不适。妈妈们要会看懂宝宝的"肢体语言"，以便更好地了解宝宝的身体状态。

体重增长缓慢

新生儿出生后2～3天，由于不停地啼哭，再加上胎粪的排出、胎脂的吸收及丧失水分较多，这些都会消耗宝宝大量的能量。加上初生孩子吸吮能力弱、吃奶少，可以出现暂时性的体重下降，甚至比出生时的体重还低，临床上称"生理性体重下降"。

生理性体重减轻一般会持续到出生后的第3～4天，在这段时间，不要给宝宝喂哺糖水和牛奶，只要不断地让他吮吸乳头，乳汁就会在第4～5天分泌出来。母乳喂养走上正轨，宝宝的体重就会增加。通常从出生后第4天起体重就会开始增加，早的则会从第3天开始增加。

如果宝宝在2周之内没有恢复到出生时的体重，或者宝宝在头4个月内体重增长不足每月600克，那么宝宝就是体重增长缓慢。在排除了疾病因素的前提下，导致母乳宝宝体重增长缓慢的原因则是母乳喂养过程中的这几点。

妈妈喂养不当

情况分析：

有些妈妈被告知每三四个小时喂一次奶就够了；还有一些妈妈误以为宝宝应该按时喂奶，人为地制定宝宝的吃奶时间；而有极少数宝宝则天生比较安静嗜睡，不是很积极地吃奶。新生儿应该平均每24小时喂奶8～12次。有些宝宝不用吃这么频繁，有些宝宝却需要更频繁地哺乳才能够成长。

对策：

如果宝宝每天吃奶次数在10次以下而又体重增长缓慢，妈妈应该采取措施，增加喂奶次数，以增加宝宝对养分的摄取，也同时增进乳汁分泌量。

宝宝吃奶时间过短

情况分析：

有些妈妈的乳汁虽然十分充足，但是由于宝宝吸吮的时间不够长，没有得到高脂肪、高热量的"后奶"，即使小便数量正常，发育也良好，仍然会体重增长缓慢。有些时候是因为妈妈误以为应该人为地限制宝宝对于每一边乳房的吸吮时间；有些时候则是因为宝宝吃着吃着奶就睡着了。

对策：

延长喂奶时间。不要预先定下每侧乳房喂几分钟的死规矩，这会限制宝宝吃奶的时间。让宝宝吃完一侧再换另一侧。这样，宝宝有机会饱食泌乳反射带来的高脂肪后奶。如果太快换到另一侧，宝宝吃到的将会是两侧乳房的前奶，虽然能吃饱，但生长所需的热量会不够。有些宝宝只需要一边乳房的奶就吃饱了，有些则需要两边乳房的奶才能够满足成长的需要。

辅食的干扰

情况分析：

母乳喂养的宝宝不需要喝水或果汁。母乳中含有宝宝成长中所需要的一切液体和营养。错误地添加水或者果汁，只会稀释母乳的热量，导致体重增长缓慢。

添加奶粉也会减少宝宝对母乳的吸吮，引起母乳分泌量下降。又因为奶粉不容易消化，导致宝宝减少奶量以及哺乳的频繁度。过早添加低热量辅食也会降低宝宝摄取的营养质量。

对策：

不要过早给宝宝喂辅食。

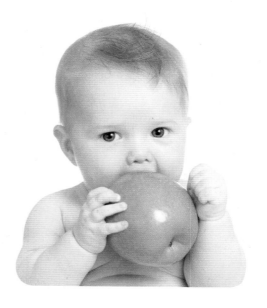

妈妈哺乳姿势不正确

情况分析：

每次喂奶时，宝宝一开始的吸吮刺激妈妈的乳汁"下来"。妈妈乳汁"下来"之后，宝宝的每一次吸吮都应该伴随着吞咽。最初的饥饿感被满足后，宝宝的吸吮会缓慢下来。如果妈妈听不到宝宝的吞咽声，可能宝宝没有正确地衔住奶头，也可能没有进行有效吸吮。

对策：

这时最好断开，重新让宝宝衔叼。

1 岁宝宝身高、体重参照表

月龄（月）	身高（厘米）		体重（千克）	
	男宝宝	女宝宝	男宝宝	女宝宝
1	51.9 ~ 61.1	51.2 ~ 60.9	3.7 ~ 6.1	3.5 ~ 5.7
2	55.3 ~ 64.9	54.2 ~ 63.4	4.6 ~ 7.5	4.2 ~ 6.9
3	57.6 ~ 67.2	56.9 ~ 65.2	5.2 ~ 8.3	4.8 ~ 7.6
4	59.7 ~ 69.3	58.5 ~ 67.7	6.8 ~ 9.0	5.3 ~ 8.3
5	61.4 ~ 71.0	60.4 ~ 69.2	6.1 ~ 9.5	5.7 ~ 8.8
6	63.4 ~ 73.8	62.0 ~ 72.0	6.5 ~ 10.3	6.0 ~ 9.6
7 ~ 8	66.1 ~ 76.5	64.7 ~ 74.7	7.0 ~ 11.0	6.5 ~ 10.2
9 ~ 10	68.4 ~ 79.2	67.1 ~ 77.6	7.4 ~ 11.5	6.9 ~ 10.7
11 ~ 12	70.9 ~ 82.1	69.7 ~ 80.5	7.8 ~ 12.0	7.2 ~ 11.3

经常啼哭

　　面对经常啼哭的宝宝，许多初为人母的年轻妈妈往往会惊慌失措、困扰不已。其实，宝宝是用啼哭来表达自己意愿的，当宝宝啼哭的时候，妈妈应该沉住气，仔细观察，认真判断他为什么会哭，而不是以焦急忧虑的心态对待孩子。

　　刚出生不久的孩子通常情况下都会啼哭，这种啼哭是因为对新世界的不安全感，这时如果妈妈抱起宝宝，多与宝宝进行皮肤的接触，就会使宝宝产生安全感，进而停止哭闹。

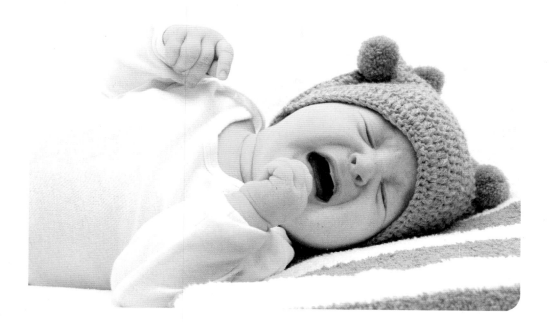

　　宝宝在出生2周以后也会经常啼哭，这是因为妈妈的母乳分泌还不够很充足，宝宝吃奶存在困难。在这种情况下，妈妈更要耐心地坚持让宝宝吮吸乳头，越是坚持，乳汁分泌就会越好。妈妈们这时千万不要心急，不能贸然断定自己的母乳不够宝宝吃，而给孩子喂奶粉。

　　宝宝在尿布湿了或是要大便的时候也会以啼哭来表达，妈妈要检查一下宝宝的尿布或者抱着宝宝大便。宝宝想睡觉了，也会大声啼哭，同时伴随揉眼睛，这时就可以把宝宝放在床上，降低声音、调暗灯光，让宝宝安静入睡。

　　不舒服的穿衣也会引宝宝起的哭闹，穿得不够或是衣服穿得太多，衣服太紧或太松等等，都会让宝宝不舒服而啼哭。适当增减衣服、被褥或给宝宝放松束缚就可以了。

宝宝是通过啼哭来表达自己的需求，妈妈们只要解决了宝宝的需求，宝宝就会停止哭闹了，但是，当妈妈发现宝宝一直哭闹并没有需求的时候，就要注意了。这可能是宝宝生病了，出现了身体上的不适。

　　妈妈首先要测量宝宝的体温，用体温计正确测量宝宝下颚、腋下的体温，看看是不是发热。再对宝宝进行一个全身观察，看是否有异常，比如身体上是不是有外伤、有没有被蚊虫叮咬的痕迹等。

　　如果宝宝像被火烫着一样剧烈哭闹，睡不着觉，还一直揪耳朵，就要看看是不是得了急性中耳炎等耳部感染。而宝宝突然剧烈啼哭，一会儿又安静下来，这样间歇性地反复循环，间歇的时间越来越短，哭的时候拧着身子，好像肚子很疼的样子，有可能是宝宝得了肠套叠。这时一定要马上带宝宝到医院就诊。

耳朵感染

　　耳朵感染在6个月～3岁大的孩子中是最常见的，婴幼儿容易出现耳部感染是因为婴儿的耳咽管短，几乎接近水平位置，这就促进了流体和细菌的产生，以及感染的发展。通常在感冒、鼻窦感染或过敏之后会出现耳部感染，因为这些疾病有可能导致鼻腔和耳朵通道充满黏液和细菌，从而造成感染、肿胀和疼痛，并有可能出现耳膜破裂。

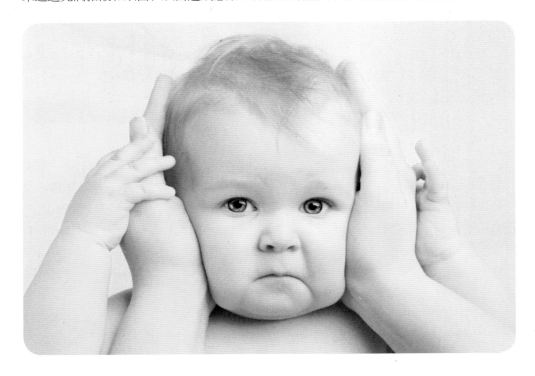

耳朵感染的症状

耳朵感染常常伴随着突发起来的发烧症状，体温有时候更会升至37.8℃～40℃。宝宝还会头部剧痛，不肯吃东西、哭闹，不愿入睡。吃奶时一直哭闹，因为吸吮和吞咽动作会造成耳部的压力，使宝宝感到疼痛。

如果宝宝耳朵中流出黄色、白色或者含有血迹的液体，也就是宝宝耳朵化脓了，那宝宝肯定是患上了中耳炎。在听同样的声音时，宝宝的反应不如以前，或没有其他宝宝灵敏，妈妈要注意宝宝是否耳朵感染了。

如果宝宝时常拉扯自己的耳朵，再加上拉肚子，那就要注意检查，宝宝是不是耳朵感染了，因为宝宝还不能用言语表达自己的不舒服时，就会自觉用手去扯耳朵，而耳朵感染引起的病毒也会影响消化道，引起腹泻。

预防宝宝耳朵感染

母乳喂养宝宝时，将宝宝斜抱起来，使其处于半卧位姿势，抬高头部，以免溢乳而导致乳汁流入耳中。喂奶后也不应立即平卧，以免奶汁逆流鼻咽腔，再经由咽鼓管进入中耳。

宝宝睡觉时，可以调整枕头高度，将头部垫得高一些，以便积聚于鼻腔内的黏液不至于流到咽鼓管内。尽量让宝宝仰卧或侧卧，因为仰卧和侧卧的睡姿可以增加宝宝睡觉时的吞咽动作，从而促进中耳部位黏液的排流，降低病菌存留的机会、降低感染的危险。

要正确地给宝宝擤鼻涕，堵住一侧鼻孔，将另一侧鼻腔内的分泌物擤出。还要保持鼻腔清洁，时常用医用吸耳球帮宝宝吸除鼻腔中黏液，或滴入一些润舒剂，以防鼻涕和细菌进入中耳。妈妈们还要注意在给宝宝洗澡、洗头时要注意护好宝宝的耳朵，污水流入耳内最易发生感染。

宝宝腹痛

宝宝腹痛是很常见的，对于语言功能尚未发育完善的宝宝来说，他们不能用语言表达自己的感受，仅用哭吵来表达自己的不舒服。当宝宝腹痛时，妈妈们一定要注意观察孩子的症状，向医生描述，便于医生诊断。

常见的腹痛有肠道痉挛、肠套叠、肠绞痛、嵌顿疝以及肠道感染。

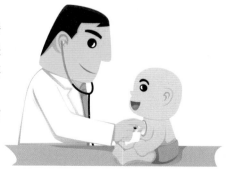

◎ 肠道痉挛

由于肠壁平滑肌阵阵强烈收缩而引起的阵发性腹痛，是小儿急性腹痛中最常见的情况。婴儿肠痉挛常表现为哭闹不安，可伴有呕吐、面颊潮红、翻滚、双下肢蜷曲等症状。但在肠痉挛解除后，宝宝的疼痛就会停止，肠痉挛一般在发作几十分钟至几小时内常可自愈。

◎ 肠套叠

对于婴幼儿尤其2岁以下的阵发性的哭吵，不容易安慰，哭吵持续约10～15分钟，间隔15分钟至一两个小时，可伴呕吐以及排暗红色或者果酱色大便，一定要当心，可能是肠套叠。

◎ 婴儿肠绞痛

出生约2周～3、4个月大的婴儿，会时常突然性大声、剧烈地哭叫，可持续几小时，也可阵发性发作。哭时婴儿面部渐红，口周苍白，腹部胀而紧张，双腿向上蜷起，双足发凉，双手紧握，无论怎样安抚、换尿布、喂奶都不能缓解，而最终以哭得力竭、排气或排便而停止，这种现象通常称为婴儿肠绞痛。肠绞痛是小儿急性腹痛中最常见的一种，常常发生在夜间，并多见于易激动、兴奋烦躁不安的婴儿。

◎ 嵌顿疝

在婴幼儿中也能见到，一般这样的小儿有疝气的病史，就诊时一定要告诉医生。家长还应当注意疝皮肤的颜色改变。

◎ 婴儿肠胀气

表现为婴儿突然大声啼哭，腹部膨胀，两拳紧捏，两腿间及腹部蜷曲。多见于1岁内的小婴儿，因过食奶类、糖类或腹内吞入了大量气体产生腹胀而导致腹痛。

宝宝吐奶

宝宝吐奶现象较为常见，吐奶是由于婴儿的胃、肠等消化系统功能还不健全而出现的食物倒流现象。因为新生儿的胃呈水平位，容量小，连接食管处的贲门较宽，关闭作用差，连接小肠处的幽门较紧，而新生儿吃奶时又常常吸入空气，奶液容易倒流入口腔，引起吐奶。

婴儿在吸吮母乳时，往往会同时吸进许多空气，哺乳结束后，随着婴儿身体的移动或被翻动，如给他洗澡或替换尿布，他胃中的空气就会上升，从气管里跑出来。由于胃部的肌肉控制力较弱，奶会随着空气一起出来，就出现了吐奶现象。

这种现象是婴儿早期的正常现象，不是病，对婴儿的营养和生长发育不会有什么影响，所以父母不必太担忧。

只要母亲在喂奶时让婴儿的头部稍抬高，在喂奶后把婴儿贴胸竖起来抱一会儿，轻轻拍拍婴儿的后背，使他胃中的空气跑出来，然后尽量在半个小时内不要翻动婴儿或给他洗澡，就可以避免吐奶。抱着宝宝喂奶时，一是动作尽量要轻，不要剧烈晃动宝宝的身体。二是在喂奶时，要让孩子的嘴裹住整个奶头，不要让空气乘虚而入。

仰卧喂奶

仰卧喂奶常常会导致宝宝吐奶。由于宝宝胃结构的特殊性，仰卧时，容易造成奶水在胃里滞留，导致吐奶。比较正确的姿势是抱起宝宝喂奶，让宝宝的身体处于45°左右的倾斜状态，胃里的奶液自然流入小肠，这样就能有效减少因躺着喂奶而造成吐奶的概率了。喂奶后最好能让宝宝多立一会儿，放下时的最佳姿势是右侧卧位，枕头略抬高点，这些小措施都能有效地减少吐奶。

感冒

宝宝感冒时也容易吐奶，尤其是病毒性呼吸道感染时，会引发咳嗽等症状。咳嗽会使得腹压升高，也常常有呕吐的症状，这个时候如果给宝宝喂奶，就非常容易出现吐奶现象。

在宝宝感冒时给宝宝喂奶要特别小心，要注意呼吸和喂奶吞咽时的协调，速度一定不要太快，要确认宝宝已经咽下口中的奶水后再喂下一口。千万不要在宝宝咳嗽或是准备咳嗽时喂奶。而流行性腹泻、肝炎、中耳炎、肺炎、败血症、脑膜炎等感染因素，也是引起新生儿呕吐的常见原因。

便秘

新生儿在便秘时也会吐奶。新生儿一般在出生后10小时内开始排出胎粪，如果出生后数日排便极少或胎便排出时间明显延长，也会出现腹胀、吐奶的现象。对于新生儿便秘可以用生理盐水灌肠，一旦大便通畅，腹胀和呕吐常随之缓解。

当宝宝消化不良时，吐出的奶一般有股酸腐的味道，还会夹杂着未消化的奶块，并一般会伴有食欲欠佳或食量减少等情况，甚至还会有腹胀、便秘。

平常一定要注意让孩子侧睡，宝宝吐奶的时候，一定要及时将孩子的身体侧过来，目的是让孩子口内的奶从嘴角尽快流出来，如果宝宝来不及从口腔吐出来，所吃的奶就会从鼻腔出来，这样很容易呛入呼吸道和发生吸入性肺炎的可能，甚至有发生窒息导致生命危险的可能。

宝宝吐奶大多发生在6个月以前，等宝宝渐渐成长，吸吮变得有力，消化系统生长健全之后就不再发生吐奶现象了。

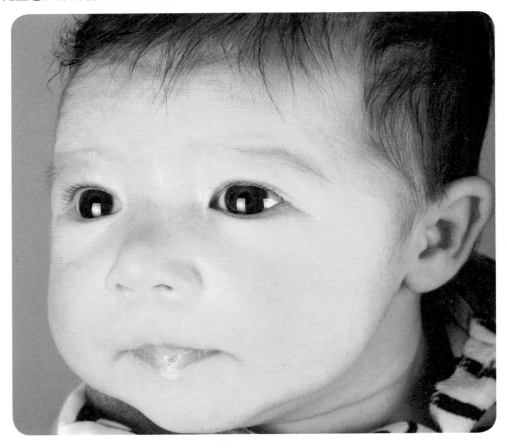

宝宝大便异常

母乳喂养宝宝的大便呈金黄色，多为均匀糊状，偶有细小乳凝块，有酸味。母乳宝宝每日排便2～3次。即使每天排便达到3～5次，但大便未有太多的水分，呈糊状，也是正常的。

大便的次数和质地常常反映宝宝的身体状况，母乳喂养的宝宝粪便虽然具有一定的特征，但是每个宝宝粪便的颜色、质地以及排便次数又是各不相同的。要重视对宝宝大便的质地、色样和次数的观察，正确地识别正常和异常的大便，这样有助于及早发现宝宝身体的异常。

腹泻

宝宝的一般腹泻多表现为发热、咳嗽等上呼吸道症状，常同时有呕吐和腹胀，宝宝不愿或拒绝吃奶；每日排便少则几次，多则数十次；大便稀薄，呈白色米汤样，多无特殊腥臭味。但是如果出现气味异常时，就需要注意。

宝宝感冒、肠道发炎或者母亲摄入的食物使宝宝肠道出现过敏反应等，都会使宝宝腹泻。宝宝的粪便中常会混有白色的颗粒，这属于正常现象。因为没有被分解的脂肪残留在小肠内，就会与小肠内的碱混合成为颗粒。大肠中的黏液具有通便的作用，所以粪便中夹有黏液也不必担心。

但是，如果肠道发炎，有病菌繁殖，大便中就会有脓。脓是与肠道内的细菌和病毒战死的白细胞的尸体。脓和黏液一样都有黏性。但是黏液是透明的，脓是黄褐色，或者是白色浑浊的。有时黏液的颜色也会和脓一样，但是脓有臭味，所以如果粪便有臭味时，妈妈就要注意宝宝是不是肠道被病菌感染了。

便秘

母乳喂养的宝宝一般每天排便3～4次，但是也有一周只排便1次的宝宝。只要宝宝并不特别哭闹、吃奶正常，也没有呕吐、腹胀等症状，就不必着急，耐心地等待一周左右到宝宝自然排便。即使是一周排便1次，排出的粪便也是稀软的。

但若是宝宝一直未排便，时常哭闹、拒绝吃奶、腹胀并放臭屁，就可能是便秘了。

宝宝便秘可能是母乳出了问题。宝宝摄取的水大多数来自妈妈的母乳，如果母乳突然减少，则会导致宝宝摄取的水不足，大便里的水分减少，就会导致便秘，这就要给宝宝多补充水分。

宝宝便秘大多是由于妈妈的饮食。如果宝宝出现湿疹、排便费力，那么就可能是食物过敏而引起的便秘了，因为妈妈的饮食可以通过乳汁间接地影响宝宝，这时妈妈就要控制乳制品和蛋类的摄入。

如果宝宝发热，排便困难，可以用棉棒蘸油刺激肛门。如果还不排便也可以用甘油灌肠，但是不要依赖成瘾。除便秘外，还伴有呕吐、腹胀等症状时，也有可能是巨结肠症，要到医院诊治。

血便

宝宝出现鲜红色血便，表现为血色鲜红不与粪便混合，仅黏附于粪便表面或于排便后有鲜血滴出或喷射出，则是肛门或肛管疾病，如肛门周围的血管破裂、肠息肉和直肠肿瘤等引起的出血。

大便出血时，最需要注意的是肠套叠和阿米巴肠炎。发病时大便中会混有鲜血，呈暗红色果酱样脓血便，病情恶化时，就会无法排出粪便，只有鲜血，并且没有臭味。此外，还会出现剧烈啼哭等典型症状。

此外，宝宝出现血便，大多是由肠炎引起的。如黏液脓性鲜血便是因为细菌性痢疾、空肠弯曲菌肠炎，洗肉水样血便并有特殊的腥臭味是由急性出血性坏死性肠炎引起的。而只带血丝大便是因为细菌感染的肠炎。

妈妈多观察宝宝的大便，如果每次都有血丝，就一定要带宝宝去医院检查，如果一两次的血丝大便，便恢复正常，则表示宝宝已自愈。

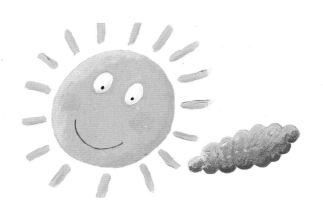

生病时的大便

宝宝大便呈绿色糊状，且有酸臭味。则宝宝此时可能有消化不良、胃肠道紊乱等疾病。要是绿色大便中混有脓液，则是急性肠炎或痢疾的表现。

宝宝出现蛋花汤样大便，多是由于病毒性肠炎和致病性大肠杆菌性肠炎所引起的。其特征为黄色水样便或蛋花样便带少量黏液，无腥臭味，6~24个月大的婴幼儿常有此症状。

宝宝排出豆腐渣样大便，多是由感染白色念珠菌所致。此情况在2岁以下婴儿中多见，尤其是体弱、营养不良的小孩，常伴有鹅口疮，大便次数增多，排出带黏液的黄色泡沫状稀便。

水样大便多见于食物中毒和急性肠炎。小儿大便次数多在每天10次以上，呈水样，量较多，并伴有口唇干燥、眼窝凹陷、小便少或无、皮肤弹性差等状况，小儿还会出现精神不振、吐奶、不吃奶等表现。

当宝宝胆道受阻、胆汁排泄受阻时会排出灰白色大便。这是因为胆汁排泄受阻，胆汁中的胆红素无法在回肠末端和结肠被细菌分解为粪胆原，便不能随粪便排出体外，所以大便中因不含有粪胆原而呈现出灰白色"陶土样便"。

当宝宝出现这些情况的排便异常，就应马上带宝宝去医院就诊。

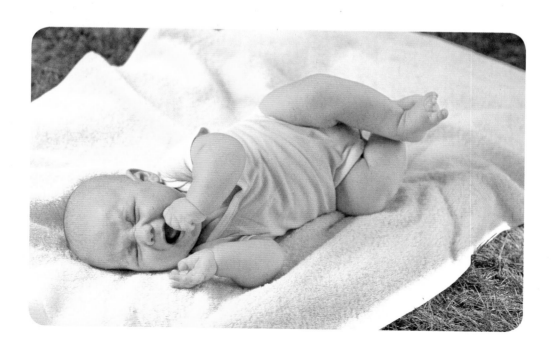

新生儿黄疸

新生儿黄疸是指新生儿出生一2周内，由于胆红素代谢异常，引起血中胆红素水平升高，而出现皮肤和眼珠略微发黄的病症，是新生儿中最常见的临床问题。本病有生理性和病理性之分。

生理性黄疸

生理性黄疸表现为皮肤和眼白部分发黄，是一种暂时性黄疸，程度较轻，可不治而愈。在出生后2～3天出现，4～6天达到高峰，7～10天消退。

病因：

生理性黄疸是单纯由于血液中的胆红素增加所致。胆红素就是胆汁中含有的黄色色素，大部分是由血红蛋白分解形成的，也有一部分是由肝脏直接分泌的。出生不久的宝宝血液中含有大量的红细胞，红细胞被破坏后，红细胞中的血红蛋白被分解，产生大量的胆红素。

但是由于新生儿的肝脏和肠的功能尚未健全，还不能很好地处理和排泄增加的胆红素，造成胆红素在体内的积存。这就是新生儿生理性黄疸的原因，大多数宝宝都会出现生理性黄疸。

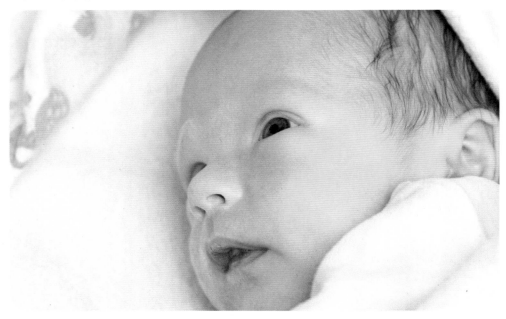

病理性黄疸

新生儿黄疸多为生理性黄疸，但有时也会出现病理性黄疸。若宝宝出生后24小时内就出现了黄疸，并且迅速加深，就要特别注意。

病理性黄疸持续时间长，足月婴儿持续2周，早产儿持续4周，症状仍然不消退，甚至继续加深加重或消退后重复出现。

病因：

引起病理性黄疸的原因是过多的红细胞的破坏及肠肝循环增加，由于肝细胞摄取和结合胆红素的功能低下，肝细胞排泄结合胆红素障碍或胆管受阻，使血清未结合胆红素升高。

若是宝宝血液中的胆红素指数急速上升，胆红素就会进入大脑神经细胞，造成脑神经损伤，重者会留有痴呆后遗症，这就是胆红素脑病。

在一些罕见的情况下，胆红素水平过高，会损坏婴儿的大脑，所以，如果医护人员怀疑是普通生理性黄疸之外的原因造成宝宝呈现黄色，他们会通过脚跟采血密切监控宝宝的胆红素水平。如果胆红素水平太高，医生会通过蓝光疗法降低胆红素水平，蓝光疗法可以分解皮肤中多余的胆红素，使之随尿液排出。

宝宝如果有黄疸，确定是哪种类型的黄疸，如果是常见的生理性黄疸，就没什么好担心的。如果是病理性黄疸，就要及时就医治疗。

母乳引发的黄疸

宝宝在出生2周以后，黄疸仍未消失，这称做迁延性黄疸。如果粪便颜色正常，并且也无其他异常症状时，就可能是由于母乳引起的黄疸。

病因：

由于母乳中含有阻挠肝脏分解胆红素的物质，从而延长黄疸持续时间。其中主要是母乳中的脂肪酶，在脂肪酶的作用下，产生了游离脂肪酸，游离脂肪酸就会阻碍胆红素结合，使黄疸时间延长。

母乳引起的黄疸，一般会持续2个月左右。在此期间，可以继续给宝宝喂奶。而且还要尽早、频繁、没有限制地喂奶，采用有效的衔乳技巧。宝宝获得的母乳越多，胆红素就能越快地从宝宝的肠道内消除。胆红素会随粪便排出，而母乳有通便的效果，所以频繁吃奶的宝宝会有更多的粪便，体内胆红素水平也因此降低。

哺乳期妈妈会出现的问题

不仅宝宝在哺乳期会出现问题，妈妈们在哺乳期也会面临大大小小的难题。妈妈生病后应该继续母乳喂养吗？当乳房出现漏奶、胀奶又该怎么处理呢？本节专门为妈妈解决这些在哺乳期会遇到的难题。

哺乳期生病

很多新手妈妈都有这样的困惑，生病了要不要继续母乳喂养。如果继续喂养，会不会对宝宝造成伤害，如果给宝宝吃配方奶而不继续母乳喂养，那宝宝会不会不再接受母乳了。

其实，妈妈患有轻微疾病时，完全没必要停止母乳喂养。只是哺乳时要注意适当地与婴儿隔离就可以了。

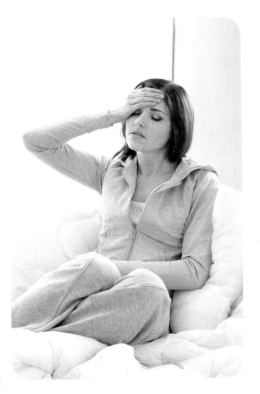

患呼吸道感染时，妈妈要戴上口罩；患皮肤疾病时，要避免宝宝的皮肤与妈妈的患病处接触；当消化道有疾病时，一定要勤洗手等等。只要不是乳房局部感染，一般引起妈妈患病的病菌很难通过乳汁进入孩子体内，而妈妈对抗这种病菌产生的抗体却可通过乳汁进入孩子体内，增加孩子对疾病的抵抗力。一般来说，在妈妈发现疾病症状之前，宝宝多半就已经接触到妈妈身上的病毒了，这时候如果继续让宝宝吃母乳，他就能够从妈妈的母乳中获得抗体。

6个月以前的宝宝较少生病，不仅是因为他出生时从母体中获得了免疫力，而且在妈妈母乳喂养的过程中，母乳也在持续地为宝宝供给免疫物质。如果母婴不幸都患了感冒之类的疾病，不论是谁传染给谁，宝宝的症状总是比妈妈的症状轻。这就是因为在母子共同患病期间，母乳中很可能已经产生消灭病原的抗体了，这些抗体对孩子可以产生很好的保护。

当哺乳期妈妈生病时，吃不吃药要看病情。如果只是微恙，比如一般感冒，可以考虑药物以外的治疗方法，比如熏蒸、多喝水、多休息、给身体充分的时间自然康复等。如果非要药物治疗的疾病，在看病时要告诉医生自己正在哺乳期，以便医生开出适合的药物。服何种药和服药剂量一定要听从医嘱，有些药物，如环丙沙星类抗生素、抗凝血药物、治疗神经或精神病的药物等要绝对避免服用，否则对宝宝的伤害是不可估量的。

值得注意的是，虽然乳汁中不可避免地会带有药物成分，但这要比血液中所含的浓度低很多，若担心残留药物会对宝宝产生影响，妈妈可以在停药2天后再重新开始哺乳。这时新妈妈不用担心母乳量会减少，因为乳房经过一段时间的恢复，乳量不但不会减少，还会增加，而且这次乳量增加的速度会远远超过宝宝出生后第一次哺乳的时候。

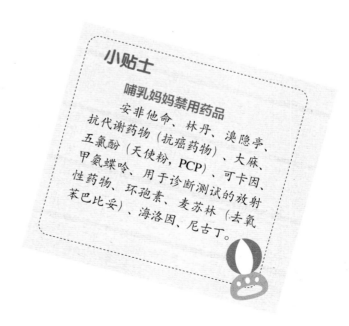

小贴士

哺乳妈妈禁用药品

安非他命、林丹、溴隐亭、抗代谢药物（抗癌药物）、大麻、五氯酚（天使粉，PCP）、可卡因、甲氨蝶呤、用于诊断测试的放射性药物、环孢素、麦苏林（去氧苯巴比妥）、海洛因、尼古丁。

哺乳期怀孕

一些妈妈在哺乳期怀孕，对是否要继续母乳喂养宝宝存在疑惑。其实，哺乳期怀孕是可以继续母乳喂养宝宝的。

通常认为在怀孕期间继续哺乳容易出现流产和早产，但这只是极为少见的情况。宝宝的吸吮刺激乳头，使脑垂体分泌催产素，催产素可以使子宫收缩，但是只在妊娠后期才会起作用，在妊娠初期和中期进行静脉滴注也不会引起阵痛。因为这一时期子宫还对催产素没有感受力，所以在妊娠初期和早期哺乳是不会导致流产和早产的。

但是一旦怀孕，胎盘分泌的雌激素就会使母乳分泌减少，所以对于宝宝来说，哺乳的作用只是密切母子关系，母亲再次怀孕，年长的孩子会十分敏感，就有被母亲抛弃的感觉，这种心理状态更需要哺乳时的母子之间的肌肤相亲。怀孕不仅使母乳分泌减少，也使得母乳的营养成分发生变化，全母乳喂养已经无法满足宝宝的需求了。妊娠后期，催产素将会对子宫产生作用，所以妈妈哺乳时如果感到子宫收缩，就要立即停止哺乳。

总的来说，妈妈在哺乳期怀孕后继续母乳喂养，对母亲自身是不会有危险的。但是此时母乳的营养已经无法满足宝宝的需求了，建议给宝宝逐渐添加辅食或采取断乳的行动。而是否继续哺乳，妈妈也要根据实际情况来决定。

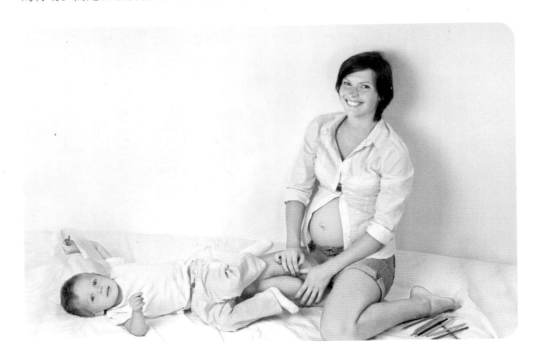

暂时性哺乳期危机

暂时性哺乳期危机是指本来乳汁分泌充足的母亲在产后2～3个月时自觉奶水突然减少、乳房也没有奶胀感，婴儿吃不饱、体重增加不明显的现象。

引起哺乳危机的原因很多，如妈妈过于疲劳和紧张，对母乳喂养缺乏信心，婴儿需要量增多，婴儿生长发育加快，母婴中有一方生病及母亲月经恢复等。哺乳危机是暂时现象，只要妈妈充满信心，加强喂奶的次数，坚持7～10天危机即可过去。

遭遇哺乳期危机，妈妈们一定不要心急，以下给出了在哺乳危机时妈妈们该如何渡过的办法。

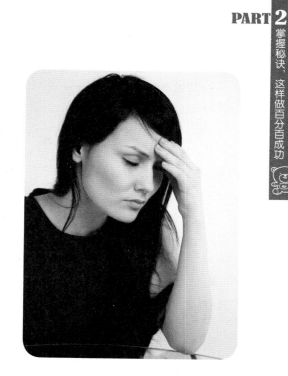

坚定母乳喂养的决心

妈妈一定要坚定母乳喂养的信心，要明白母乳是对宝宝最好的。可以先给自己一段时间来调整哺乳，不要只尝试几天，感觉不顺利就放弃。

放松心情

妈妈首先应保证足够的睡眠，减少紧张和焦虑，保持放松和精神舒畅，因为妈妈的精神状态会影响母乳的产生以及母乳量的增减。还要保证自身的营养，在此期间，家人也要在精神上鼓励妈妈，不要给她压力。

增加哺乳次数

适当增加哺乳次数，可每1～2小时喂1次，吸吮次数越多，乳汁分泌量就越多。坚持勤哺喂，每次喂奶双侧乳房都要给婴儿吸吮至少10分钟，同时每次吃奶一定要吸空乳房，这既利于泌乳还可让婴儿吸到含较高脂肪的后奶，若宝宝吃不完，也要排空乳房。

生病时的哺乳危机

母亲因患病暂时不能哺乳，应坚持将乳房排空，每天6～8次或更多次，这样可以一直保持乳房的泌乳量。婴儿生病暂时不能吸吮时，应将奶挤出，用杯和汤匙喂孩子，注意不能用奶瓶，以防婴儿出现乳头混淆。

月经期哺乳

月经期母乳量可能会减少，此时可用增加哺乳次数的方法来补救。经期时可每天多喂2次奶，经期过后母乳还会恢复如前甚至增多。

出奶太快

宝宝在吃奶时，如果妈妈的乳房出奶太快，甚至快于宝宝吞咽的速度，宝宝嘴巴被塞得满满的，吞咽困难，就容易呛奶。有些妈妈泌乳反射强烈，宝宝吸吮时会有大量乳汁涌出，让宝宝不能轻松吃奶，宝宝往往会拒绝继续吃奶。以下几条建议可以帮助妈妈解决这个问题。控制奶水的流速一般是用剪刀手姿势喂奶，用食指和中指分别放在乳头的上下，用两个手指约束一下。

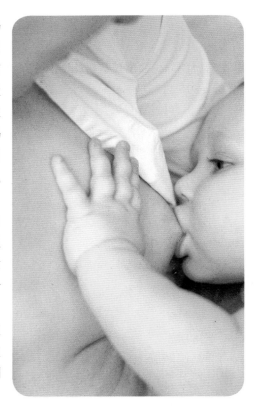

妈妈可以用手挤奶1分钟左右，直至出奶高峰期过后再让宝宝吸吮。也可提前用吸奶器将奶挤出来一些，再喂宝宝喝奶。注意在挤奶的时候用纸巾或毛巾垫着，以免乳汁溅得到处都是。

喂奶过程中可以停下来几次，让宝宝歇息一会儿，给宝宝拍嗝排气。如果发现宝宝为了赶上出奶速度，开始急促地大口吞咽时，更需要不时地停下来拍嗝。

不要让宝宝躺在怀里吃奶，而是让他呈近90°角坐直了吃奶。这样宝宝的胃是垂直方向的，不容易呛奶。

采用橄榄球式抱法，背向后倾，直至宝宝凑到乳房上方。还有吃完奶后，尽可能地把宝宝竖起放在肩头，轻轻地拍他的后背，直到宝宝打了饱嗝为止。

平躺下来，让宝宝趴在妈妈身上吃奶。因为乳汁朝上涌出时，不会涌得太快。不要拖延喂奶时间，留意宝宝饥饿的早期信号，不要等到他饿极了才喂奶。

喂奶时应抱起，使之呈半侧卧位，喂奶后使之直立，轻轻拍其背，避免过度活动孩子。

每次喂奶只喂一侧乳房，另一侧留到下次，这样可以使乳汁供给与宝宝需求趋于一致。如果交替喂没有解决问题，试试每3个小时喂一侧，比如说，中午12点～下午3点喂一侧，下午3点～6点喂另一侧。如果宝宝刚吃完又想吃，让他吃同一侧乳房。

一段时间后，宝宝的吞咽机制会趋于完善，食量也会增大，就可以适应妈妈充沛的乳汁供给了。

漏奶

有些新妈妈会出现这样的情况：在给宝宝吃一边的乳房时，另一边的乳房也会有奶水滴出来或喷射出来，经常把衣服弄湿。

其实，一边喂奶另一边漏奶是很正常的现象，这种情况通常发生在哺乳初期，是宝宝吸吮引起的喷乳反射。漏奶是乳汁充足的证明，有助于预防乳房肿胀。当需求相互适应时，漏奶就会减轻。

有漏奶问题的妈妈，一定不要过于着急，要保持心情平定、放松。在家中要事先准备些干净毛巾或防溢乳垫带在身边，以备擦拭或防衣物打湿。

漏奶是无法预防的，一旦出现漏奶，通常的建议是在漏奶时用手指压住乳头轻揉，使喷乳反射得到缓解。但是这个方法并非对所有的妈妈有效。

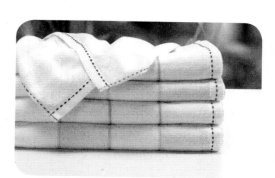
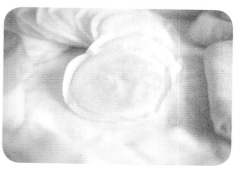

如果上述方法效果不佳的话，试用塑胶的奶盾（也叫溢乳收集乳垫）。奶盾可使乳头保持干燥，并且接住漏出的乳汁。把接到的奶倒入消毒好的瓶中，可以直接喂宝宝或者储存。注意在使用奶盾时要洗干净并予以消毒。

外出时需要喂奶的话，可以使用一次性乳垫。在乳罩内衬垫上乳垫，乳垫可吸收滴出及漏出的少量乳汁。乳垫要经常更换，因为皮肤潮湿会引起疼痛。

经常漏奶的产妇可以佩戴合适的乳罩，将乳房高高托起，注意乳头的位置不低于水平。当感觉乳胀时，就要及时喂哺或将乳汁吸出。

胀奶

胀奶通常发生在新妈妈产后几个月，哺乳期的妈妈胀奶时，乳房会变得比平时硬挺，有胀痛和压痛，甚至还有发热的感觉，乳房表面看起来光滑、充盈，乳晕也变得坚挺而疼痛。以下几种方法可帮助妈妈们解决胀奶问题。

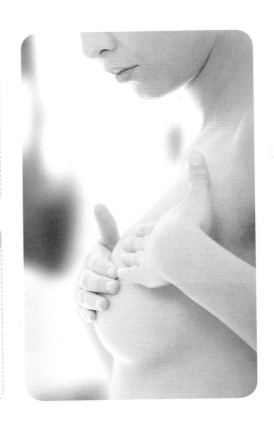

纠正宝宝的含乳姿势

宝宝如果吃奶情况不理想导致胀奶或妈妈感觉乳头疼痛，绝大部分是由于宝宝含奶头的姿势不正确所致。宝宝应含住妈妈的整个乳晕、乳头才对；只含住乳头就会造成吸吮不当，令妈妈产生疼痛感。

增加给宝宝喂奶的次数

胀奶的时候可以多给宝宝喂奶。具体做法是增加给宝宝喂奶的次数，减少每次哺乳的奶量，缩短每次喂奶的时间间隔，2~3个小时喂1次。

排空乳汁

宝宝吸吮一侧乳房时，另一侧乳房下可置一小杯接住流出的乳汁，以减轻肿胀感。如果哺喂母乳后，仍感觉乳房胀痛，非常不适，可以使用挤奶器挤出过多的乳汁，防止乳房过度肿胀。

先喂胀奶明显的一侧

先喂胀奶明显的一侧是因为饥饿的婴儿吸吮力最强，利于吸通乳腺管。当婴儿不能有效地吸吮或婴儿一点都不肯吸奶时，母亲要将乳汁挤出，可以将挤出的乳汁用杯子喂婴儿。

热敷

当妈妈胀奶疼痛时，可自行热敷乳房，使阻塞在乳腺中的乳块变得通畅，乳房循环也会变得通畅一些。但热敷时注意避开乳晕和乳头部位，因为这里皮肤较嫩。热敷的温度也不宜过热，以免烫伤皮肤。

按摩

热敷乳房后，即可按摩乳房。乳房按摩的方式有很多种，一般采用双手托住单边乳房，从乳房底部交替按摩至乳头，再将乳汁挤在容器中的方式。

喂养双胞胎

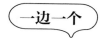
一边一个

在给双胞胎母乳喂养时，应采取一个乳房喂养一个宝宝的方法。

每次喂奶时，可让两个宝宝互相交换吸吮一侧乳房，特别是如果一个宝宝比较能吃的话。如果妈妈很难记住上一次谁吃了哪一边，不妨每天交换一次。因为宝宝的吸吮能力和胃口有差异，每次交换吸吮，有助于两侧乳房均匀分泌更多的乳汁，减少乳管阻塞的可能。让宝宝轮换着吃奶，也能帮助他们的眼睛得到平等的锻炼和刺激。

如果双胞胎是早产儿，并且一个宝宝不得不在医院多待一些时间，妈妈可以在用一个乳房喂奶的同时，把另一个乳房的奶挤出来，以便保证乳汁分泌正常。

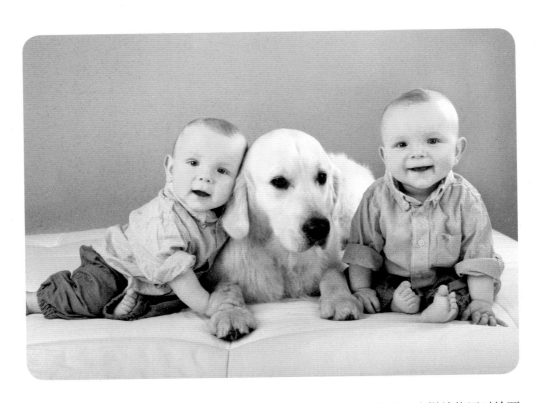

　　在给双胞胎喂奶时，可以用卷起来的毛巾或枕头支撑住宝宝，这样就能同时给两个宝宝喂奶；也可以准备一种V型的双胞胎专用哺乳枕，这种枕头表面大而结实，可以同时支撑两个宝宝，这样妈妈的双手就得以解放出来调整位置或给宝宝拍嗝。

　　早产双胞胎儿吸吮能力差，吞咽功能不全，易发生呛奶，尽量坐起抱着喂奶比较安全。借助枕头改变母乳喂养的姿势，此时可以从"摇篮式"转换为"橄榄球式"，或者可以结合起来使用这两种方法。

　　同时，妈妈最好与宝宝们同床，妈妈睡中间、宝宝们睡两边，这样无论哪一个要吃奶，妈妈只要转身即可供应。这样可在最不费力的情况下应付双倍的密集吸吮。

少吃多餐

　　在母乳喂养双胞胎时，要遵循少量多餐的原则。这是因为双胞胎发育不成熟，胃容量小，消化能力差，且极易溢奶，采用少量多餐的喂养方法，可防止引起消化不良和腹泻。

一般体重不足1500克的新生儿，每2个小时要喂奶1次，每24小时要喂奶12次；体重1500～2000克的新生儿，夜间可减少2次，每24小时喂奶10次；体重2000克以上的新生儿，每24小时要喂奶8次，平均每3个小时喂奶1次。

采取这种喂法是因为双胞胎儿身体瘦小，热量散失较多，热能需要按体重计算，双胞胎需要的热量比单胎婴儿多。

尽早添加营养素

要尽早给双胞胎添加营养素。这是由于孕妇在孕期要孕育两个胎儿，母亲营养素的摄入往往不足，导致双胞胎体内的各种营养素贮备较少。

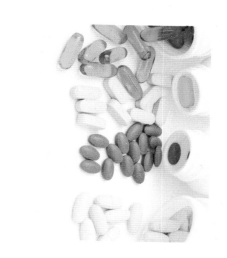

从母亲那儿获得的贮存铁约在出生后3～4个月消耗得差不多了，双胞胎儿因多为早产儿，体内贮存铁消耗的时间提前，出生后1～2个月往往会发生贫血，出生后1个月血清铁含量急剧下降，3个月时仅为初生时数值的1/3，大多是缺铁性贫血。此时，可让宝宝口服二价铁盐制剂如葡萄糖酸亚铁、富马酸亚铁等，以两餐之间口服为宜。同时口服维生素C，促进铁剂吸收。

由于钙、磷及维生素D的贮存较少，胎儿体内吸收脂肪及脂溶性维生素的功能也较差，为预防双胞胎儿患佝偻病，一般从出生后第2周起，就要补充维生素D，生后1个月可让双胞胎儿每天晒太阳几分钟到十几分钟，以增加其自身维生素D的合成。

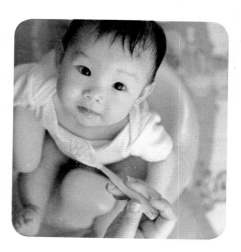

当添加辅食后，也要注意多增加富含营养素的食物。

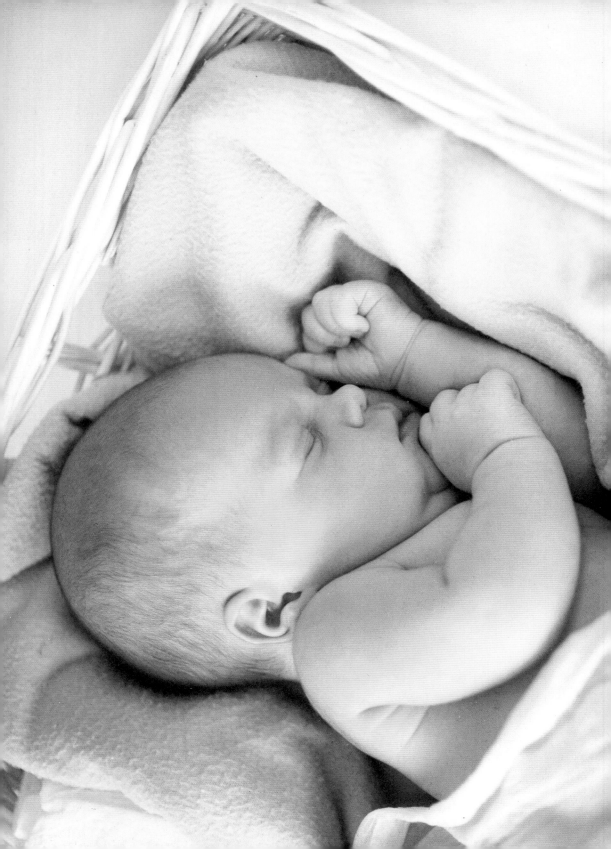

PART 3
乳房护理，妈妈好宝宝才会更好

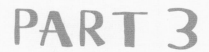

母乳喂养，乳房护理很关键。乳房护理得好，既有利于宝宝营养的摄取充足，也有利于妈妈身材的恢复。本章针对护理乳房的问题作出了解答，为妈妈们提供参考。

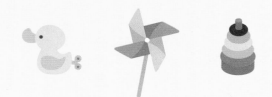

常见的乳房问题

妈妈的乳房在哺乳期会出现各种各样的问题，如乳头皲裂、乳头酸痛、乳房肿胀等，这些问题不仅困扰着妈妈，让妈妈难受，也严重影响了对宝宝的母乳喂养。本节重点讲解在哺乳期妈妈们会出现的乳房问题，并给出解决方法。

乳头皲裂

开始喂奶的头几天，妈妈们会觉得乳头有些刺激的感觉，持续几秒后就会消失，这是正常现象。但如果感觉乳头疼痛始终不退，逐渐加重，说明乳头上可能有裂口。乳头是人体敏感的部位，一旦出现裂口，会感觉异常疼痛，甚至有些妈妈会因忍受不了疼痛而放弃母乳喂养。

乳头皲裂主要是由于婴儿含乳姿势不正确引起的，要预防乳头皲裂，首先要注意让婴儿正确含乳。哺乳时应尽量让婴儿吸吮住大部分乳晕，因为乳晕下面是乳汁集中之处。正确地吸吮住乳晕能使婴儿吃奶省力，也达到了保护乳头的作用，这是预防乳头皲裂最有效的方法。另外，确保宝宝的鼻尖和下巴都接触到乳房，但并不影响呼吸。一旦发现宝宝的衔乳方式不正确，应用小指伸进宝宝下唇和乳房之间，断开衔接，重新尝试。

其次还要注意，每次给宝宝喂奶时间最好不超过20分钟，因为乳头长时间地浸泡在婴儿口腔中，极易损伤乳头皮肤；而且婴儿口腔中也会有细菌，可通过破损的皮肤致乳房感染。喂奶完毕后，一定要等婴儿口腔放松乳头后，再将乳头轻轻拉出。如果硬拉乳头，就很容易使乳头皮肤破损。

若是已经发生了乳头破裂，在哺乳时除应注意宝宝的衔乳姿势外，哺乳前还应该先热敷乳房，按摩并挤出少量乳汁使乳晕变软。

最好先从疼痛较轻的一侧乳房开始哺乳，这样可以减轻对另一侧乳房的吸吮力，并让乳头和一部分乳晕含吮在婴儿口内，以防乳头皮肤皲裂加剧。经常改变哺乳时的抱婴位置，以便吸吮力分散在乳头和乳晕四周。在哺乳后穿戴宽松内衣和胸罩，这样有利于空气流通和乳房裂口的愈合。

在给宝宝喂奶之后，妈妈可以挤出少量乳汁涂在乳头和乳晕上，这是因为乳汁具有抑菌作用，且含有丰富的蛋白质，有利于乳头皮肤的愈合。也可以在乳头上涂一薄层水状的羊毛脂，它对婴儿无害，哺乳前不必擦掉。

如果乳头皲裂较为严重，婴儿不能很好地吸吮乳头，妈妈最好暂时停止哺乳，但可以将乳汁挤出，用小匙喂给宝宝吃，待到疼痛减轻时再尝试哺乳宝宝。

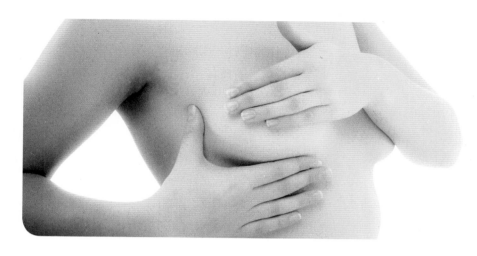

🔥 乳头瘙痒

乳头瘙痒是令妈妈们难以忍受的一件事情，它通常是越搔越痒，且搔得过度还会弄伤乳房和乳腺，影响妈妈的健康和宝宝吃母乳，所以要重视乳头瘙痒这一问题。

有些妈妈皮肤对乳汁过敏，在她们哺乳或乳汁渗出时，乳房沾了乳汁会皮肤发炎，出现皮肤变红、发热，甚至湿疹的状况，还伴有瘙痒感，这是由乳汁过敏引起的瘙痒。这个时候不要用手搔抓，否则会加重病情，当有瘙痒感时只要用湿毛巾把沾在乳房上的乳汁认真擦拭干净，再冷敷就可减轻。严重者要到医院接受诊治。

妊娠纹也会引起瘙痒，妊娠纹是妈妈们在妊娠期因为乳房和腹部急剧增大而出现的。妊娠纹在分娩后会逐渐变为白色，有时会有瘙痒感，瘙痒时可以使用前面所说的冷敷法。但是如果瘙痒严重的话要到妇科或皮肤科诊治，涂抹含有抗组胺药的软膏，瘙痒感在一段时间后就会消失。

念珠菌感染引起的瘙痒较为严重。念珠菌是一种霉菌，感染念珠菌时乳头、乳晕发红、发亮、发痒，甚至乳头的根部会出现皲裂，瘙痒还会遍及整个乳房。

念珠菌寄生在女性阴道里，会引起阴道炎，当分娩时，宝宝通过产道会有被感染的危险。受念珠菌感染的宝宝，会口腔发炎，出现鹅口疮，这表现为宝宝的口腔黏膜和嘴唇等处就会长出擦也擦不掉的白色斑点，而母亲的乳头和乳晕，在给宝宝哺乳时，会通过宝宝的口腔感染上念珠菌。所以妈妈们在怀孕或者哺乳期间，如果发现自己感染了念珠菌的话要及时治疗，可以通过以下几种方式进行：

◎宝宝接受鹅口疮治疗

乳头感染了念珠菌的妈妈，要让宝宝接受鹅口疮治疗，无论宝宝口中有无出观标志性白色斑点。医生会开抗真菌口用悬浮液，涂抹宝宝舌头、口腔顶及内壁，2周内每日3或4次，在症状完全消失后继续用药2周。

一般在涂抹药膏72小时内，病情会有所减轻，如果72小时内没有好转，可以增强涂抹次数及用量，或者及时更换其他药物。

◎母亲认真清洗患处

妈妈们可以每天清洗患处大约3～5次，先用消毒棉签沾2%苏打水清洗，然后再涂点2%龙胆紫。如果情况不严重，清洗2～3次就有明显效果，但是症状严重的患者，最好到医院接受诊治，在医生的指导下进行处理。

◎涂抹抗真菌药膏

按照医生的建议涂抹抗真菌药膏，如制霉蓄素、克霉唑、咪康唑等，妈妈们要注意在每次喂奶后，及时在乳头和宝宝的嘴巴用药，因为那正是细菌感染的时候。

◎乳房肿胀

妈妈在孕产期常会感到乳房胀痛，在产后就会出现的乳房肿胀其实是由乳房淤血引起的。乳房淤血一般在产后24小时以后开始出现，产后第3～4天是症状最明显的时期。母亲体内的激素状况会因分娩而发生巨大变化，乳房的血流增加，如果血液循环不畅出现淤血，就会因血液中的水分渗出而导致浮肿，也就是出现了乳房肿胀。

所以大多数妈妈从产后第2天开始感到乳房肿胀。淤血严重时，整个乳房会胀满、疼痛，皮肤发红、发热，十分痛苦。此种情况，应用冷的湿毛巾冷敷，这样可以收缩血管，改善淤血，减轻胀痛。

在采用冷敷法缓解肿胀的同时，还可以增加给宝宝哺乳的次数，宝宝的吸吮也会使乳房肿胀减轻。也可以请专业人士来为妈妈进行乳房按摩，以改善血液循环、减轻淤血。注意不正确的按摩会使淤血严重，所以妈妈们尽量不要自己按摩乳房。

乳汁淤积引起的乳房肿胀是由于输乳孔或输乳管阻塞，使分泌的乳汁无法排出，从而造成乳汁在乳房淤积的状态。产后第2周以后，就不会出现淤血引起的乳房肿痛，而是乳汁淤积引起的乳房胀痛。

这是由于产后3～4天，母乳的分泌开始增多，但输乳管还未完全开通，而乳汁却急剧增多所致。乳汁淤积，乳房的一部分或全部就会肿胀、疼痛。如果只是一部分输乳管阻塞，那么就只有部分乳房肿胀。多个输乳管阻塞时，整个乳房就会肿胀。

要解决乳汁淤积就要挤出淤积的乳汁。只要能够把乳汁排出，肿胀、发热就会得到缓解。应通过疏通输乳管、挤奶等方法使乳汁排出。当然宝宝的吮吸是最好的方法，所以妈妈们要努力坚持母乳喂养宝宝。

而在母乳喂养时，如果哺乳间隔过长也会使乳汁淤积，发生肿胀。这时妈妈们要注意对宝宝进行按需哺乳、及时哺乳，在产后的1个月内，如果宝宝连续睡5～6个小时的时候，最好每隔3～4小时叫醒哺乳一1次。

此外，严重的乳腺炎也会使整个乳房肿胀。只是乳腺炎还会伴随发热和患部的疼痛，所以在整个乳房发生肿胀以前，就要接受治疗。

🔥 乳头疼痛

不但乳房瘙痒让妈妈们十分痛苦，乳头酸痛也同样让妈妈们难以忍受。妈妈喂奶时，注意避免乳头、乳晕受到压迫后受伤，因为这不但使哺乳困难，还会疼痛难忍，如果乳头受伤发炎，要尽快到医院接受诊治。

1 采用正确的衔乳方式

妈妈们喂奶时要注意宝宝吃奶的姿势以及衔乳的方式，当出现乳头疼痛时，要及时纠正宝宝吃奶的方式。

如果宝宝吸吮或咬磨你的乳头，你的乳头底部出现暂时性凹陷，或是乳头上出现一个横条红色印痕，出现这种情况时，应该将吸吮的压力从敏感的乳头转到乳晕上，这不仅可减轻疼痛，而且可以让宝宝更顺利地吸到乳汁。

如果宝宝用刚刚长出的牙齿咬住母亲的乳头，妈妈们就要教宝宝温柔的吃奶方式。在宝宝衔乳前，先让宝宝的双唇和吸吮肌肉放松，可以用手指按摩宝宝的颚肌(位于宝宝脸颊两侧，耳朵下方1英寸)和双唇来实现，接着用沾有乳汁的乳头摩擦宝宝的嘴唇，确保他张大嘴巴，衔乳时能够完全越过乳头，包住乳晕。

宝宝吃奶时，用食指下压他的下巴，促使宝宝的舌头伸出，放在下齿龈上方，在吃奶过程中可以缓冲对乳房的压力。

2 变换不同的喂奶姿势

变换喂奶姿势，让宝宝从不同角度吮吸，可以分散宝宝吸吮时对疼痛部位的压力，这是因为当宝宝吮吸乳头时，乳头被牙龈和舌头上下作用呈扁平状，一直从一个角度吸奶，就会造成同一部位增加被挤压部位的负担。

3 坚持和增加喂乳次数

妈妈们坚持哺乳不仅在于让乳头变得强壮，还可以避免再次哺乳时，乳头发生皲裂，防止因乳汁淤积导致乳腺炎。而当宝宝太饿时，会狼吞虎咽地吸吮乳汁，给妈妈带来疼痛，所以妈妈要留意宝宝肚子饿的早期信号，增加喂乳次数。

4 用食指代替奶头安抚宝宝

宝宝需要安抚吸吮，但是长时间吸吮会让妈妈的乳头不堪重荷。这时可以采用吸吮食指的方法来代替乳头，把食指带上粉色的指垫并朝上，让宝宝吸吮。因为人造安抚奶嘴底部很窄，宝宝适应这种吸吮后，会不适应妈妈乳房的大小，造成衔乳不当，易造成乳头疼痛。

而用食指代替安抚宝宝吸吮乳房，可以保持肌肤的贴近，且可以调整食指进入宝宝嘴巴的深度。

5 喂奶后护理乳房

妈妈们要注意保持乳房的清洁，在喂奶后可用清水或热水泡过的脱脂棉认真擦拭干净，不要用肥皂清洗乳头，因为乳晕上的小突起都是腺体，能够分泌有清洁、润滑作用的油脂，而肥皂会洗去这些天然的油脂。

待擦拭干净后，如果条件允许，可以敞着上衣，给乳房放松的时间。

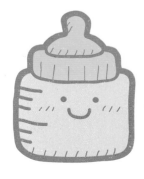

小贴士

　　妈妈们可以通过以下几方面对宝宝的衔乳姿势进行核实检查:一是宝宝衔乳时是否包住尽可能多的乳晕部分。因为乳汁是储存在乳晕周围的输乳管窦里,如果不把乳晕也含在嘴里的话,宝宝是无法吸到乳汁的。二是宝宝的双唇是否是外翻的。宝宝舌头的前端伸出到下齿龈上方,罩在下唇和乳房中间是正确的衔乳方式,妈妈们喂奶时,可以通过看宝宝的舌头来检查。

☺ 乳房硬块

　　哺乳期经常出现的乳房硬块,主要是由于局部乳汁淤积所造成的。如果哺乳时剩余的乳汁每次都积压在乳腺的同一部位,就会引起局部的乳汁淤积。此种情况并不一定是输乳管阻塞,所以只要采用各种各样的喂奶姿势让宝宝均匀地把乳汁吸出,在每次哺乳后把剩余的乳汁挤出就可以消除。

　　如果患了输乳孔炎,输乳孔处就会有黄白色的分泌物。这种黄白色分泌物形成薄膜覆盖输乳孔,阻塞的输乳管就会妨碍乳汁分泌,造成乳汁淤积。

　　此时就要请妇科的医生用针挑破薄膜。积压的乳汁流出,硬块就能消失时,还要在乳头上涂抹一些抗生素软膏,以防复发。即便挑破薄膜,乳汁也不能流出时,就表明是深处的输乳管发生阻塞。此时就需要进一步挤奶,疏通输乳管。

　　有些妈妈的乳腺管较细,乳汁和脱落的细胞凝结而成的乳栓就会堵在了乳腺管里,导致乳腺管出奶不畅,奶水在乳腺管里越积越多,导致乳房发涨发硬,就形成了乳房硬块。

　　乳汁淤积严重,细菌感染都会引发乳腺炎。患部肿胀有硬块,伴随着疼痛感,那么乳腺炎的可能性很大,下文会详细讲解预防和治疗乳腺炎的方法。

　　乳房硬块也有可能是乳腺癌。虽然乳腺癌在哺乳期并不常见,但不能完全排除患乳腺癌的可能性。乳腺癌的硬块和乳汁淤积的硬块很难区分。如果不见任何炎症,并且即使挤奶也无法消除硬块时,就要去医院通过X射线或超声波的检查来确认。

　　乳腺症是由于卵巢分泌的雌性激素失调导致乳腺出现硬块的一种慢性疾病。乳腺症经常发生,特别是在排卵以后到经期以前的一段时间,乳房中的硬块会变得更硬,触摸会感到疼痛。而进入经期,肿块就会变得柔软,疼痛也会消失。乳腺症与早期乳腺癌的症状相似,但乳腺癌的硬块不会消失也不会变小。

◎乳腺炎

1 乳腺炎的原因及症状

◎**乳腺炎有化脓性乳腺炎和淤滞性乳腺炎。**

①化脓性乳腺炎是由于细菌侵入而引起的乳腺急性化脓性感染。通常所说的乳腺炎就是指化脓性乳腺炎。其症状表现为患部肿胀、有硬块，有明显的触痛，皮肤表皮发红、发热。淤滞性乳腺炎也会出现这些症状，但是化脓性乳腺炎的症状更严重，通常会高烧39°C以上，如炎症继续发展，就会形成脓肿。

②淤滞性乳腺炎是由乳汁淤积引起的发炎。其症状表现为乳汁淤积的部位肿胀、微热，触摸有疼痛感。此阶段主要是由于乳汁淤积引发的炎症，还未感染化脓，所以只要消除淤积的乳汁，症状就可以消失。长时间乳汁淤积，就会出现感染，极易成为化脓性乳腺炎，所以要特别注意。

2 预防乳腺炎

1 及时缓解乳房肿胀，乳汁不畅通时，会变得黏稠，堵塞乳管，容易引起乳腺炎。

2 不要趴着睡觉或睡时侧身太过，这会导致乳房被挤在身体和床垫中间。

3 哺乳后应清洗乳头。乳头如有破损皲裂，应及时治疗；注意婴儿口腔卫生，及时治疗其口腔炎症。

4 乳腺炎是一个信号，提醒妈妈关注自己的生活方式，对不当之处加以调整。

5 养成定时哺乳、不让婴儿含乳头睡觉的良好哺乳习惯。每次哺乳后应将乳房中的多余乳汁排出，以免引起乳汁淤积。乳汁淤积是引发乳腺炎的重要因素，一定要保持乳汁通畅。

6 少吃刺激性的食物，如葱、姜、蒜等。中医认为，急性乳腺炎是由于内有蕴热、热毒壅结而成。因此在饮食上要少吃热性食物，以免助火生疮。

7 乳腺炎反复发作也可能表明妈妈的免疫系统因为疲劳和压力而运作不良，所以哺乳妈妈要注意休息，学会放松身心。

3 乳腺炎的治疗

1 充分休息。如果是正在上班的妈妈，那不妨请个病假，在家好好休息一下吧。

2 给乳房交替冷热敷。冷敷缓解疼痛，热敷促进血液循环。将乳房浸在温水中时，轻轻地按摩疼痛部位，可以促进血液循环，调动发炎部位的免疫因子。也可以探身在一盆热水上、站着冲淋热水或泡个热水澡。

3 频繁地在发炎的那侧乳房喂奶。如果喂奶引起疼痛，就先喂不疼的那侧，在感到泌乳反射出现时，迅速地换到疼痛的那侧乳房，乳汁流通后，哺乳往往也会更加舒适。清空发炎的乳房很重要，和身体的其他部位一样，滞留的液体容易引起感染。宝宝比吸奶器能更有效地清空乳房，但是，如果宝宝不能很好地吃奶，你就需要用吸奶器泵奶或用手挤出乳汁。

4 发烧、疼痛时服用镇痛药。对乙酰氨基酚或布洛芬可以在哺乳期间安全服用。持续的疼痛不仅会减弱分泌乳汁的能力，还会抑制自身抗感染的能力。

5 建议喂奶前局部热敷按摩，一定要吸通乳腺管，若局部有硬块说明有乳汁淤积，这样不利于恢复。

6 尽可能地多喝水；补充营养，提高免疫力；不要戴着胸罩睡觉；戴宽松的胸罩，以免挤压发炎部位。

乳房护理的妙招

　　妈妈的乳房是宝宝的"粮仓"，妈妈保护好自己的乳房才能为宝宝创造出更多的"粮食"。而保护乳房，就要从以下几个方面入手，不仅要纠正一些母乳喂养时的不良习惯，还要通过运动来达到护理乳房的目的。

拒绝宝宝吃偏奶

　　宝宝吃偏奶是妈妈在母乳喂养中经常会遇到的问题。有些新妈妈一只乳房奶水充足，而另一只较少，宝宝就会更愿意去吃奶水充足的那一侧乳房。

　　这就造成了宝宝愿意吃奶的那一侧乳房会越来越充足，另一侧不吃的乳房泌乳量越来越少，恶性循环下去，就形成了宝宝吃偏奶的坏毛病。

　　而有时候，妈妈不正确的哺乳姿势也会导致宝宝吃偏奶，宝宝之所以喜欢在那一侧吃奶，是因为在吃奶时，妈妈的搂抱姿势自然舒适，宝宝能放松、快乐地吃奶。

　　宝宝长期只吃一侧乳房的乳汁，时间长了，会造成偏头、斜颈、斜视，甚至小脸蛋也会一边大一边小，后脑勺一边凸一边凹，这对宝宝的健康十分不利。而且随着宝宝长大，光吃一侧就不够了，所以还需要两侧都要吃才可以。

　　宝宝长期吃偏奶对妈妈的乳房也有危害，会导致妈妈的乳房变成了"大小奶"。宝宝总吃的那侧乳房会增大，而且奶水很足，不常吃的那边，乳房变小，奶水逐渐减少。两个乳房的胀奶差异也越发明显，大的那侧乳房会随时胀硬到疼痛，而小的那边则很少有胀奶的感觉，断奶以后也难以恢复。

　　出现吃偏奶的情况时，首先妈妈要调整自己的哺乳姿势。多尝试不同的姿势，比如橄榄球式、交叉式等，让宝宝能舒服地吃奶，就不会出现吃偏奶的情况了。

　　对于因为奶量不均衡导致的吃偏奶，解决的办法是增加泌乳量。可以增加泌乳的频率或者增加单次泌乳量。最好的办法是在每次哺乳时，先让婴儿吸吮奶少的一侧，这是因为宝宝饥饿感强，吸吮力大，对乳房的刺激强，奶少的那一侧乳房泌乳会逐渐增多。但若是宝宝不愿意，则可借用吸奶器将奶吸出，慢慢提高这侧乳房的泌乳量，等宝宝觉得容易吸吮了，自然就会吃奶了。

　　当两个乳房的泌乳量达到了均衡之后，就可以两个乳房轮流给宝宝喂奶了。

哺乳后挤出多余乳汁

有些妈妈发现在给宝宝喂奶之后，乳房仍然胀痛，还有很多乳汁在乳房里淤积。这时候就需要把淤积的乳汁挤出来。挤奶的目的是为了减轻乳房胀痛；及时排出多余乳汁，还能使乳房持续分泌足够的乳汁。

妈妈在每次哺乳后应挤净乳房内的余奶。手工挤奶前要先洗净双手，用毛巾清洁乳房，将乳房和乳晕擦洗干净。准备清洁消毒的盛奶器具，身体略向前倾，用手托起乳房。大拇指放在离乳头二横指处挤压乳晕，其他手指在对侧向内挤压，手指固定不要在乳房上移动，重复挤压，一张一弛，以排空乳房内的余奶。

因为每次哺乳后将乳房排空能使乳腺导管始终保持畅通，以后乳汁的分泌排出就不会受阻，所以及时排空多余的乳汁能促进乳汁的分泌。乳汁排出后乳房内张力降低，乳房局部血液供应好，也避免了乳导管内过高的压力对乳腺细胞和肌细胞的损伤，从而更有利于泌乳和哺乳。

但注意，用手适当挤出一些乳汁即可，让乳房达到一种既不会明显胀痛但还算充盈的状态。避免一直使用吸奶器，因为吸奶器的吸力比手动挤奶的力量要大，挤出的奶就会更多，一直使用吸奶器大量挤奶会使乳房的泌乳量逐渐增多，形成"越胀越吸，越吸越胀"的恶性循环，反而会导致乳房更容易肿胀和淤积乳汁。

妈妈们还要注意，一定要在宝宝吃完奶之后再去排除多余乳汁，而不能因为自己乳汁充足，害怕宝宝过度吃奶，就在宝宝吃奶前先挤出乳汁，这样做会更容易使乳房陷入上文所说的恶性循环。

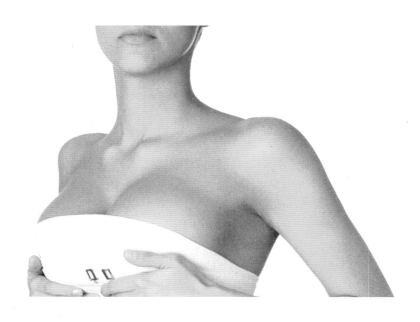

🐾 正确使用吸奶器

吸奶器是用于挤出积聚在乳腺里的母乳的工具。一般是适用于婴儿无法直接吮吸母乳的时候，或是母亲的乳头发生问题，还有尽管在坚持工作，但仍然希望母乳喂养的情况。

使用吸奶器最常见的原因是为了把乳汁保存起来，这样即使妈妈不在宝宝的身边，宝宝也能吃到母乳。如果妈妈想上班后仍坚持母乳喂养，使用吸奶器把奶吸出来保存就更有必要了。

这些情况下要使用吸奶器：

宝宝吸吮力量太小，导致不能从妈妈的乳房里吸吮出乳汁。这时就需要用到吸奶器。妈妈用吸奶器把乳汁吸出来，再用小匙喂给宝宝。

宝宝已经吃饱了，而妈妈的乳房中还有多余的乳汁时。可以用吸奶器将多余的乳汁吸出，这样能缓解胀奶带来的疼痛和压迫感。不过需要注意的是，胀奶时的用吸奶器的次数不可过多，否则会陷入"越胀越吸，越吸越胀"的恶性循环中。

在特殊的情况下要使用吸奶器。如哺乳妈妈服用某些可能对婴儿有害的药物期间，或需要短期住院治疗，医生建议暂时停止哺乳，这时应按时用吸奶器将奶吸出。这样可以帮助妈妈保持充足的乳汁分泌量。

当妈妈的乳房出现了一些问题时。如乳头破裂导致疼痛不已，不能直接哺喂婴儿时，也需要借助吸奶器的帮助。

选择吸奶器：

选择吸奶器时要注意应选择具备适当吸力的吸奶器。一般情况下，婴儿的吮吸压力是60~100mmHg，但由于吸奶并不是单纯的拉张乳头，所以并不是只要选择吸力强的吸奶器就可以了。最好选择分档调节吸力大小的吸奶器，这样妈妈就可以按需求选择适合的档位。

选择适合吸奶器，还取决于使用的频率。上班妈妈往往需要忙里偷闲地从工作中挤出时间来吸乳，所以适宜选择电动型吸奶器，这样可以节约吸奶的时间。如果妈妈大部分时间都可以在宝宝身边，给宝宝喂奶，只是偶尔需要吸出一些乳汁，那么只需要买一个便宜的手动吸奶器就足够了。

手动吸奶器的使用步骤

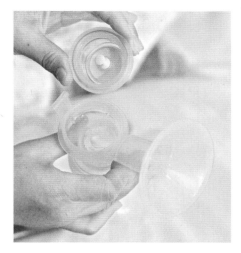

Step1 先把盖子上方的压力盖扣在
吸奶器上。

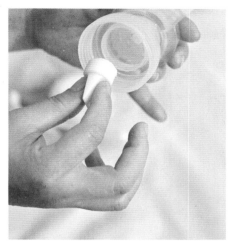

Step2 再把吸奶器的阻力口套装在
吸奶器的下方。

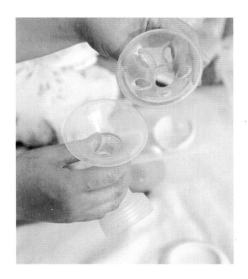

Step3 然后把吸奶器喇叭口一端的
带孔橡胶软垫扣上。

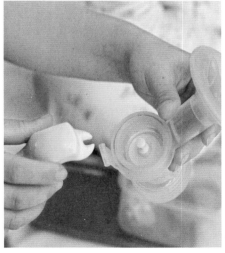

Step4 将吸奶器的手把套扣在压力
盖的凸起部位。

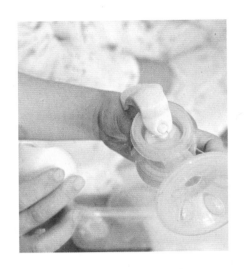

Step5 盖上盖子，固定盖口。

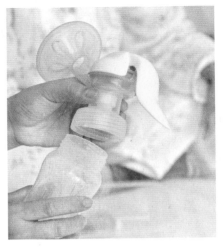

Step6 再在吸奶器旋入奶瓶。

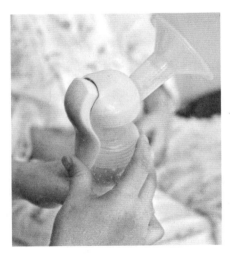

Step7 用手轻压把手，测试是否安装妥善。

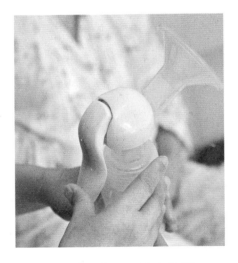

Step8 把手活动OK，准备挤奶。

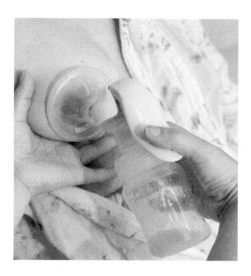
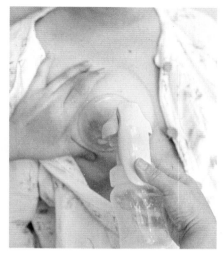

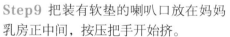
Step9 把装有软垫的喇叭口放在妈妈乳房正中间，按压把手开始挤。

Step10 轻轻按压把手，我们可以看到乳汁泉涌而下。记住不要下压妈妈的乳房，不然会挤不出奶。

这些情况不能使用吸奶器：

吸奶器虽然是妈妈们的"神器"，但是也不能过度依赖。当乳头和乳房受伤时，若是使用吸奶器会让乳头、乳房伤口更加疼痛时，妈妈们应立即停止使用吸奶器。

妈妈们要注意，在乳房淤积的时候千万不要使用吸奶器。乳房淤积时，乳腺管充满了乳汁而不通畅，整个腺管急剧膨胀，再使用吸奶器反而增加了外力带来的损伤，使乳房淤积得更严重。

乳房胀硬的时候不能使用吸奶器。哺乳期乳房高度充盈时，乳房内的压力也会随之升高，乳腺组织、皮肤、血管、淋巴组织等受到的压力都比较大，这个时候用吸奶器抽吸，很有可能造成乳房疼痛甚至组织损害。

吸奶器的清洗消毒：

每次使用吸奶器前，要先拆卸掉所有组件，用中性洗涤剂将其刷洗干净，请勿使用杀菌剂或去污剂，然后放入蒸汽消毒器中消毒或者在沸水中煮上5分钟。在外出旅行途中，也要保持吸奶器处于消毒状态。注意吸奶器一定要在消毒过后使用，使用完毕也要及时消毒，以免乳汁残留在吸奶器上，滋生细菌。

⚫ 穿戴哺乳期内衣

哺乳期是个非常时期，由于乳腺发育，乳房变大变重，妈妈的乳房既要成为孩子成长的"粮仓"，同时也要保持以往的美观，所以合理地选择内衣是非常必要的。

此外，还要选择易于哺乳的服装，最好是前面开口的衣服。一般在产后第2周，乳房的大小基本上就可以确定了，此时购买内衣更为合身。可以从以下几个方面选择哺乳内衣。

●透气布料制成

选购由透气、有弹性的纯棉针织面料或者是可以让皮肤透气的某种新型合成材料制成的内衣。不透气的内衣会导致乳头周围持续潮湿，促使细菌和酵母生长，引起疼痛。内衣罩杯的角度明显上扬而且有深度，最好为全罩杯。

●合身

内衣的肩带方向应垂直，而且要宽一些，这样不易造成肩部酸痛。罩杯的下方底边要宽，型号可稍大点，这样腋下及后背部就不会形成扎肉型的凹沟。过紧的胸罩容易造成乳管阻塞，在有肩带和铁丝的部位堵住奶流，发生乳房感染。

●前开口或者罩杯可打开

选择前开口或是罩杯可打开的款式会使喂奶更轻松，而且合上胸罩也更省事。避免喂完奶后又很难重新系好搭扣的款式。

●避免钢圈内衣

不要选择钢圈内衣，乳房中的产奶组织向内会一直延伸到哺乳妈妈的胸腔，向上会到达腋窝，钢圈不仅会戳到妈妈，还会在该区域堵住乳管。

选择了合适的内衣后，在内衣的洗护上也有一定的要求。养成了良好的洗护习惯，能在很大程度上保护妈妈的健康。

内衣应单独洗涤，不要使用漂白剂、洗衣粉、洗衣液等含某种化学药品的洗涤剂，应使用除菌消毒的香皂。在洗净后，完全冲干净并浸泡在清水中一会儿，特别是新买的内衣一定要经过此过程浸泡1小时以上。

在阳光下晒30分钟后转到通风处晾干，晾干后内衣应单独存放，不与其他衣服混合。内衣洗净后，在穿着之前，最好用力抖去附着在内衣上的游离纤维，以免刺激乳头，造成乳腺管阻塞。

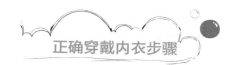

正确穿戴内衣步骤

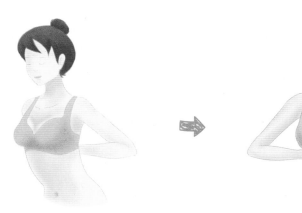

Step1 手臂穿过肩带，让肩带落在肩上，身体前倾45°，让乳房自然地贴近罩杯中，反手放在背部，扣上搭扣。

Step2 一边手拉住内衣的下边缘，另一只手伸入罩杯中，沿着乳房外侧至下侧拢住直到乳房边缘与罩杯完全贴合，另一侧乳房也用同样方法贴合好。

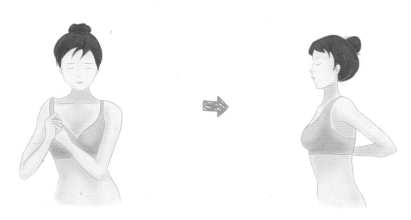

Step3 调整肩带的长度以达到最舒适的程度，使双肩受力均匀。

Step4 对着镜子调整内衣在背部的底围，使前后在同一水平上。

形体锻炼，恢复好身材

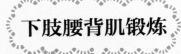

上肢锻炼

平卧床上，两腿稍稍分开，两臂180°平伸，然后慢慢抬起两臂，保持肘部平直，抬至两手接触时，慢慢放下两臂。从产后第2天做至产后第4周周末，有利于恢复双臂及胸部肌肉的力量。

平卧床上，两臂放于身体两侧，与身体稍微离开，然后轻轻抬起双膝、臀部及后背，使身体呈弓形。从产后第3天做至第4周周末，有利于恢复大腿肌肉及腰背部肌肉的力量。

下肢腰背肌锻炼

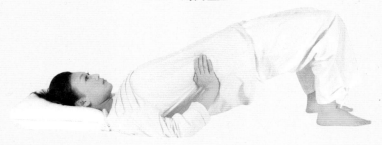

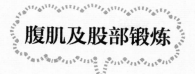

腹肌及股部锻炼

仰卧床上，以右侧下肢支持，稍微抬高头部及左膝，但不要接触，然后恢复原位，以同样的方法，再换另一侧。从产后的第5天做至第6周周末，有利于恢复松弛的腹部及大腿部的正常形态。

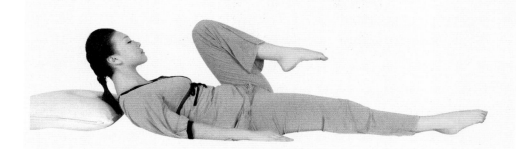

背部、腹部及臀部锻炼

以手掌、膝盖与为支点，跪于床上，双手与双膝打开与肩膀同宽，手臂、大腿与地面垂直。然后向上弓起背部，用力收缩臀部及腹部，接着放松，同时深呼吸。从产后第6天做至产后第7周周末，有利于背、腹、臀部的恢复。

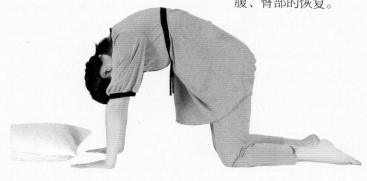

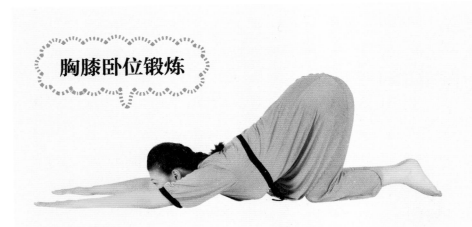

胸膝卧位锻炼

跪于床上，并使脸及胸部尽量贴紧床面，两腿并拢，屈臂，上体向下，头转向一侧。此动作每次保持10分钟左右，每天做2～3次，可防止子宫后倾，促进恶露排出。从产后第14天开始做，不可过早进行。若新妈妈身体弱，也可用俯卧代替。

肛门及阴道肌肉锻炼

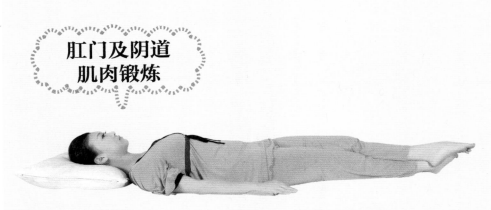

平卧床上，两脚交叉，大腿并拢，尽量收缩会阴及肛门肌肉，然后稍坚持一会儿再放松。如此反复进行，对会阴部及阴道肌肉张力的恢复和预防子宫脱垂、增强性功能都十分有益。

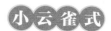

按摩乳腺

建议练习时间：上午 9 点或下午 3 点
难度指数：★ ★

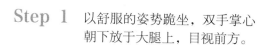

功效 让胸部得到完全的扩展，提高乳房承托力，预防乳房下垂，在伸展身体前侧肌肉群时美化胸部整体曲线，加强胸部肌肤弹性。

Step 1 以舒服的姿势跪坐，双手掌心朝下放于大腿上，目视前方。

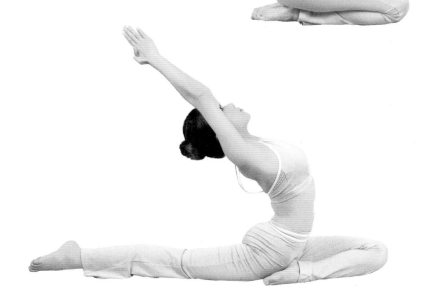

Step 2 吸气，左脚脚后跟收至会阴处，右腿自然向后侧打开，双臂掌心相对并拢带动身体向后仰，手臂保持笔直，保持数秒钟。吸气，身体还原至起始跪姿。

扩展胸膛

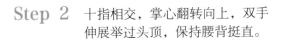

建议练习时间：上午 8 点、下午 2 点或晚上 7 点
难度指数：★

功效 刺激促进胸大肌的发达，上扬胸部，矫正胸椎不正，让产后妈妈胸部挺拔，预防下垂。

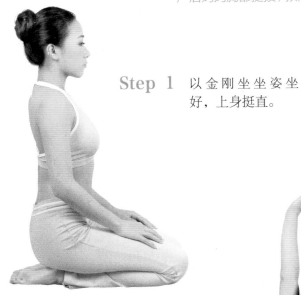

Step 1 以金刚坐坐姿坐好，上身挺直。

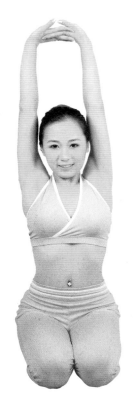

Step 2 十指相交，掌心翻转向上，双手伸展举过头顶，保持腰背挺直。

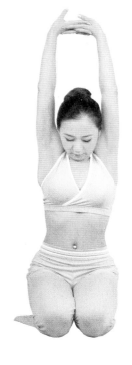

Step 3　下巴抵在胸骨上，两臂尽量向高处伸展，深长而平稳地呼吸，保持30秒钟。

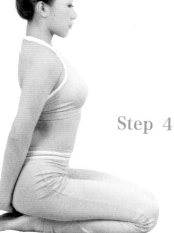

Step 4　十指交叉于体后，手心翻转向下，往后伸直手臂，带动胸部上扬，眼睛正视前方，保持30秒。

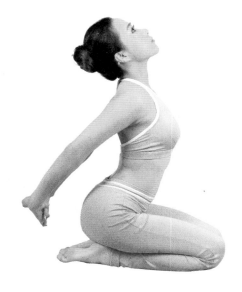

Step 5　吸气，慢慢仰头，手心接近地面，带动胸部上扬，将胸部轮廓扩展到最大限度，深长地呼吸，保持15秒钟。

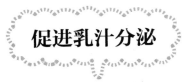

促进乳汁分泌

牛 面 式

功效 舒缓轻度的背痛，增加脊柱的柔韧性，保持脊柱的弹性和健康；扩展胸部，促进乳汁分泌。

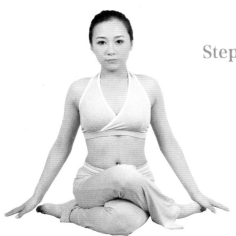

Step 1 腰背挺直坐于地上，双腿交叠，右大腿压在左大腿上。双臂自然下垂，左手触摸右脚，右手触摸左脚。

Step 2 左臂高举过头，屈肘，肘尖正对后脑勺，指尖朝下。弯曲右肘，指尖朝上，于右肩处使左手手指能和右手手指相扣。

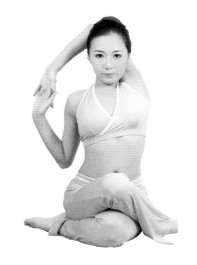

PART **3** 乳房护理，妈妈好宝宝才会更好

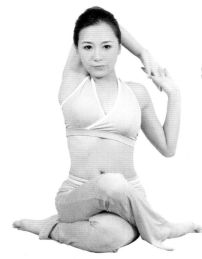

Step 3 正常呼吸，保持这个姿势
5～20秒钟。然后放开双肘，
换个方向重复动作，使左右手
于左肩处上下相扣。

Step 4 双臂自然下垂，身体还原
到初始姿势。

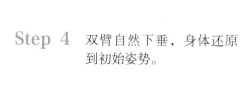

107

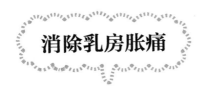

消除乳房胀痛

坐立鹰式

功效 加强胸肌的力量，使胸肌给乳房组织提供足够的力量支撑，帮助乳房维持挺拔之姿。双臂交叉环绕时胸部会不由自主地向内夹紧，消除乳房胀痛，还能让胸部更加集中，防止外扩。

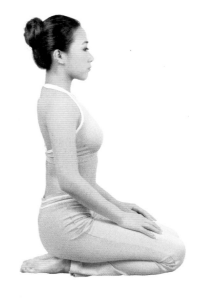

Step 1 以舒服的姿势跪坐，双手掌心朝下放于大腿上，目视前方。

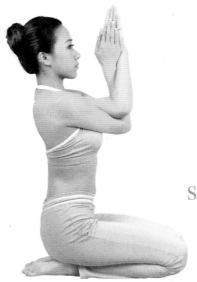

Step 2 右臂下左臂上，双臂交绕，双掌相对。

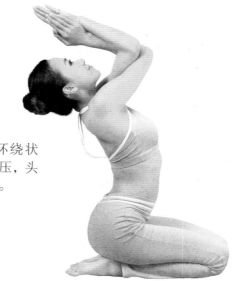

Step 3 吸气，双臂保持环绕状态，上半身向后方下压，头部后仰，保持数秒钟。

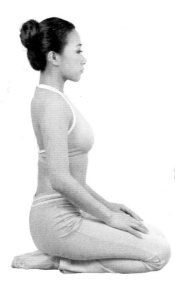

Step 4 呼气，上半身回正，身体还原至初始跪姿。

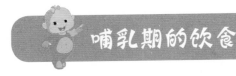

哺乳期的饮食

哺乳期宝宝的营养都是从妈妈的乳汁中获取的，而乳汁中的营养由妈妈从日常饮食中得到。可以说妈妈的饮食情况间接影响宝宝的生长发育。妈妈在哺乳期最重要的饮食原则就是要兼顾自身和宝宝的营养摄入。

营养饮食要兼顾母婴

妈妈的饮食情况关系到宝宝的健康成长，宝宝出生之后，妈妈若要母乳喂养的话，就必须做好将能量从自己身上转移到宝宝身上的准备，比妊娠期间吃得更多、更营养，注意补充如蛋白质、钙、铁、维生素D、维生素C、叶酸、DHA等营养素，这些营养素不仅能让妈妈恢复身体，还能保证宝宝的营养和健康。

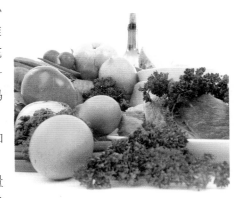

蛋白质是哺乳期必不可少的营养物质，如果妈妈体内缺乏蛋白质将会减少乳汁的分泌，且蛋白质对人体健康和构成有重要作用。足量优质的蛋白质摄入对哺乳期妈妈和宝宝都很重要。可多食用如鱼、蛋、牛奶、禽类、大豆等食物补充蛋白质。

DHA能优化宝宝大脑椎体细胞膜磷脂的构成，是人体大脑发育必需的不饱和脂肪酸之一。整个生命过程都需要维持正常的DHA水平，尤其是从胎儿期第10周开始至6岁，是大脑发育的黄金阶段，因此妈妈需要补充DHA满足婴儿的需要。

孕前和孕后补钙对孕妇健康和宝宝发育都有很好的帮助，由于母乳中大部分的钙来源于身体储存的钙，因此，妈妈在哺乳期要补充足够的钙质。哺乳期妈妈每天要补充1300毫克的钙，可多食用如菠菜、豆腐、包菜、西蓝花、钙补充剂、酸奶等食物。除了多摄取含钙食物，也可补充综合维他命。

哺乳期孕妇每日应该摄取至少400微克的叶酸，这样通过母乳喂养才可以保证孩子的正常发育。叶酸除了对宝宝脑神经管发育有帮助外，还能预防贫血、提高宝宝免疫力、促进乳汁分泌等。可多食用绿色蔬菜、柑橘类水果、豆类、肉类、家禽肝脏、叶酸补充剂。

哺乳期营养补充千万不能忘记补充铁元素。铁有助于维持妈妈体内的能量水平，由于在分娩的时候消耗量比较多，因此更需要补充铁。可食用如牛肉、瘦肉、深绿色蔬菜等食物。

哺乳妈妈的饮食原则

哺乳妈妈在每日的饮食中，蔬菜类食物不能少于总进食的2/3，谷类食物不能少于总进食的1/5，鱼类、禽类、蛋类比例应平衡，各约50克。妈妈可以采取少吃多餐的形式，每天吃4～5餐，这样可以促进营养物质的充分吸收，也可减轻肠胃负担。

哺乳妈妈应注意荤素搭配，营养均衡，注意摄入充足的维生素和其他营养物质，多吃全麦及谷类食品、新鲜的蔬菜水果，以及富含蛋白质、钙和铁的食物。需要注意的是产后的1周内忌食牛奶、豆浆、大量蔗糖等胀气食品。

宜适当吃水果。传统观念认为，水果属于生冷食物，吃了会导致乳汁减少、腰酸腿痛、月经不调等。事实上，水果含丰富的维生素、矿物质、果胶和有机酸等成分，哺乳期间适当吃些水果，不仅可以促进泌乳，还可以增加食欲、预防便秘，从而有助于养育宝宝。

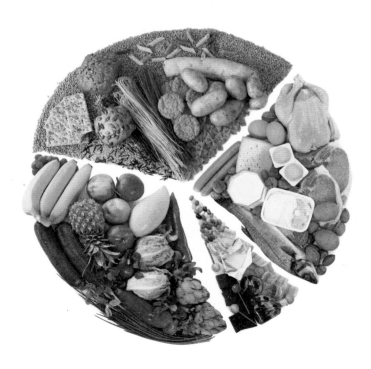

注意多喝水。母乳喂养期间，妈妈的身体会流失很多水分。虽然这并不会影响乳汁的分泌，但仍然要尽量做到每天至少喝8杯水（每杯约250克），以保证体内水分充足。建议"渴了就喝"，也就是说，只要妈妈感觉自己有需要，就随时喝水。

从中医的角度出发，产后催奶应根据不同体质进行饮食和药物调理。如鲫鱼汤、豆浆和牛奶等平性食物属于大众皆宜，而猪脚催奶就不是每个人都适宜的。所以催奶饮食的选择要因人而异。

气血两虚型妈妈多表现为乳少或无、乳汁清稀、无胀痛感、神疲食少、心悸气短，可用猪脚、鲫鱼煮汤。另可添加党参、北芪、当归、红枣等补气补血药材。

痰湿中阻型妈妈多表现为肥胖、脾胃失调、眩晕、头重昏蒙、胸闷恶心，可多喝鲫鱼汤，少喝猪蹄汤和鸡汤。另可吃点陈皮、苍术、白术等具有健脾化湿功效的食材。

肝气郁滞型妈妈多表现为乳汁不通、乳房胀硬疼痛、食欲减退、怕冷发热，可用鲫鱼、通草、丝瓜络煮汤。另可泡玫瑰花、茉莉花、佛手等花茶，以舒缓情绪。

瘀血阻滞型妈妈多表现为心烦意乱，皮肤粗糙不润、舌黯淡或有瘀斑点，可喝生化汤，以及猪脚姜（姜醋）、黄酒煮鸡、益母草煮鸡蛋。

哺乳期可以节食，但一定不能太快。健康的低脂肪类饮食，再加上适度的运动可以帮妈妈逐渐降低体重，每周减重0.5～1千克最理想。如果妈妈的体重在短时间内急速下降，则会对宝宝造成伤害，因为储存于脂肪中的毒素会被释放出来，进入血液循环，最终提高乳汁中污染物的含量。产后6周后，如果妈妈每周降低的体重超过1千克，就需要多补充一些能量了，最好计划用10个月～1年的时间来恢复到怀孕前的体重，毕竟这些重量也是慢慢长出来的。

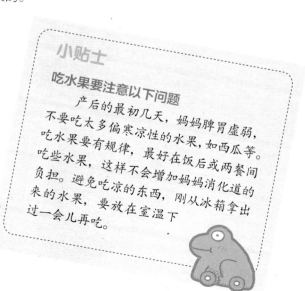

小贴士

吃水果要注意以下问题

产后的最初几天，妈妈脾胃虚弱，不要吃太多偏寒凉性的水果，如西瓜等。吃水果要有规律，最好在饭后或两餐间吃些水果，这样不会增加妈妈消化道的负担。避免吃凉的东西，刚从冰箱拿出来的水果，要放在室温下过一会儿再吃。

哺乳妈妈不能吃的食物

哺乳期间，妈妈的生活或饮食会给宝宝带来直接的影响，因此，一些富含咖啡因或酒精的食物要少吃或不吃，一些不良的生活习惯要纠正。

味精 ✗

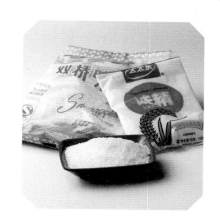

为了避免宝宝出现缺锌症，妈妈应忌食过量味精。一般而言，成人进食味精是有益无害的，但味精内的谷氨酸钠会通过乳汁进入宝宝体内，与宝宝血液中的锌发生特异性的结合，从而排出体外，导致宝宝锌的缺乏。

辛辣燥热食物 ✗

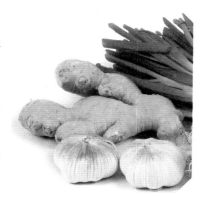

这些食物会伤津耗液，使妈妈上火，口舌生疮，大便秘结，而且会通过乳汁使宝宝内热加重。因此产后妈妈忌食韭菜、葱、大蒜、辣椒、胡椒、小茴香等。有关专家研究发现，哺乳期母亲的饮食会影响乳汁味道，进而对宝宝未来的饮食偏好产生一定影响。姜、蒜、韭菜等味道比较辛辣、浓烈的食物可以影响到乳汁的味道，导致宝宝拒绝母乳。

加工食品 ✗

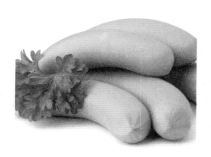

火腿一直被认为有促进伤口愈合的作用，其实伤口的愈合和优质蛋白有关，只要是含蛋白质丰富的食物都能促进伤口愈合，而火腿是腌制品，含有大量的食盐反而不利于伤口愈合，还会通过母乳加重宝宝的肾脏负担。

巧克力 ✗

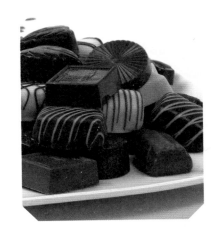

哺乳妈妈在产后需要给宝宝喂奶，如果过多食用巧克力，对宝宝的发育会产生不良的影响。这是因为巧克力中所含的可可碱会渗入母乳并在宝宝体内蓄积，会损伤神经系统和心脏，并使肌肉松弛，排尿量增加，使宝宝消化不良、睡眠不稳、哭闹不停。此外，哺乳妈妈吃巧克力，还会影响食欲，使身体发胖。

茶、咖啡、汽水 ✗

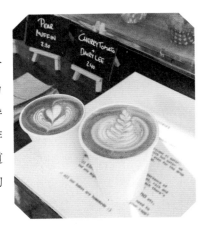

茶叶中含有的鞣酸会影响肠道对铁的吸收，容易引起哺乳妈妈产后贫血。而且，茶水中还含有咖啡因，妈妈饮用茶水后不仅难以入睡，影响体力恢复，咖啡因还可通过乳汁进入宝宝的身体内，导致发生肠痉挛或突然无故的啼哭。常喝茶、喝咖啡的妈妈哺育的宝宝经常无缘无故啼哭，就是这个道理。汽水中含有大量的磷酸盐，会影响肠道对铁的吸收，容易导致新妈妈发生缺铁性贫血。

酒 ✗

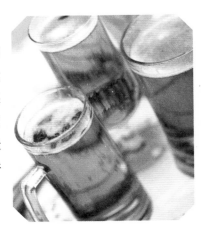

哺乳妈妈在哺乳期除了吃有些酒如米酒等传统的下奶食物外，应该禁止喝酒，哺乳妈妈摄入过量的酒精会给哺乳带来障碍、对乳儿带来危害。如果空腹喝酒，30～60分钟后，乳汁中的酒精浓度达到最高；如果不是空腹，60～90分钟后，浓度达到最高。所以，哺乳期妇女饮酒就会影响母乳哺婴，并且摄入过量的酒精会影响对孩子需求的反应能力，酒精进入到乳汁中，可能会伤害或刺激到宝宝。

⊛宝宝过敏，是妈妈的饮食原因

母乳中含有多种对过敏有制约作用的免疫球蛋白及多种抗体，对预防过敏有好处。而且哺乳宝宝的饮食较简单，基本不吃杂品，这对防止宝宝食物过敏也有好处。

宝宝在喂食后，应立即将口角周围的食物残液擦干净，以防止出现食物残汁引起皮肤过敏。

有时宝宝会有一些过敏的情况发生，哺乳妈妈不妨多观察宝宝皮肤上是否出现红疹，并评估自己的饮食，哺乳妈妈要避免食用任何可能会造成宝宝过敏的食物。尽量不吃容易导致过敏的食物，如鱼虾、蘑菇、洋葱、芒果、坚果类食物，据中国医药学院的研究，芒果亦属于高过敏食物。除了不食用过敏性食物，亦不建议生食。哺乳妈妈和宝宝免疫力较差，如果被寄生虫感染可能危害健康。

对未满周岁的宝宝，不宜喂养鱼、虾、螃蟹、海味、蘑菇、葱、蒜等易引起过敏的食物。宝宝在增加新食物时，一定要一样一样分开增加。在每添加一种新食物时，要注意观察有无过敏性反应，如出疹、瘙痒、呕吐、腹泻等，一旦出现过敏反应，应停止这种食物一段时间，然后再试用。妈妈记得不用多种新食物一起给宝宝添加，而分不清过敏源。用牛奶喂养的宝宝，如出现过敏，应立即停用，改用母乳、羊奶、豆浆、代乳粉等食物。

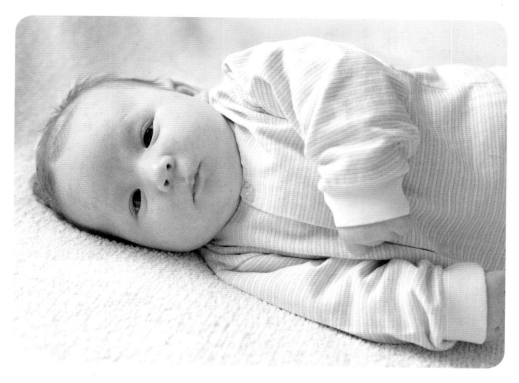

十大金牌催乳食物

母乳分泌不足的妈妈们，不仅要在运动锻炼上护理乳房，促进乳汁分泌，在饮食上也需要摄入具有催乳作用的食物，以保证乳汁充分分泌。本节介绍了10种催乳食物及相关菜肴，为妈妈制定催乳食谱。

黑芝麻

黑芝麻含有大量的脂肪和蛋白质，还有糖类、维生素A、维生素E、卵磷脂、钙、铁、铬等营养成分，具有补肝肾、益精血、润肠燥通乳和养发的功效，适用于身体虚弱、头发早白、贫血、津液不足、大便秘结和头晕耳鸣等症。哺乳期妈妈食用黑芝麻，不仅可以补气血，还能通乳催乳。

黑芝麻杏仁粥

材料 水发大米100克，黑芝麻10克，杏仁12克

调料 冰糖25克

做法

1 砂锅中注入适量清水烧开，倒入大米。

2 加入黑芝麻、杏仁，拌匀。

3 盖上盖，大火煮开之后转小火煮30分钟至食材熟软。

4 揭盖，放入冰糖，拌匀。

5 关火后盛出煮好的粥，装入碗中即可。

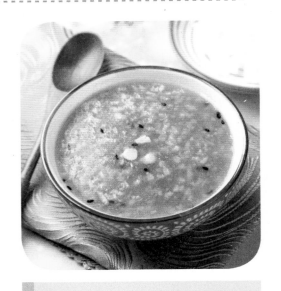

【制作指导】
煮粥时最好多搅动几次，以免糊锅。

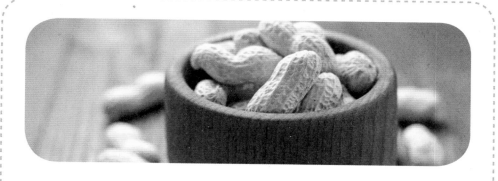

花生

　　花生富含脂肪、蛋白质、氨基酸、维生素E、维生素B₁和不饱和脂肪酸等营养成分，具有抗衰老、降血压、延缓脑功能衰退，防止血栓形成的功效，适用于脾虚反胃、水肿、妇女白带、贫血及肺燥咳嗽、干咳久咳等病症。哺乳期妈妈食用花生，不仅可以消水肿、健脾胃，还能催乳。

花生红枣豆浆

材料 水发黄豆100克，水发花生米120克，红枣20克

调料 白糖少许

做法

1　洗净的红枣取果肉切小块。

2　取备好的豆浆机，倒入浸泡好的花生米和黄豆。

3　放入切好的红枣，撒上少许白糖。

4　注入适量的清水，至水位线即可，打豆浆。

5　倒出煮好的豆浆，装入碗中即成。

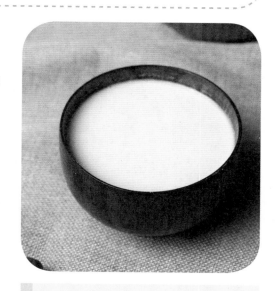

【制作指导】
花生米的红衣有补血的作用，不宜去除。

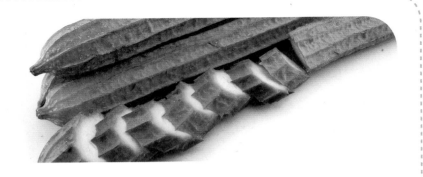

丝瓜

丝瓜含有皂苷类物质、瓜氨酸、木聚糖、维生素B_1和维生素C等成分，具有清热利尿、活血通经之功效，适用于气血阻滞、经络不通等病症，常食丝瓜，对降低血压和血糖也有一定作用，适合糖尿病者食用。哺乳期妈妈食用丝瓜，不仅可以开胃化痰，还能通调乳房气血、催乳。

丝瓜豆腐汤

材料　豆腐250克，去皮丝瓜80克，姜丝、葱花各少许

调料　盐、鸡粉各1克，陈醋5毫升，芝麻油、老抽各少许

做法

1　洗净的丝瓜切厚片；洗好的豆腐切块。

2　沸水锅中倒入姜丝，放入豆腐块、丝瓜片，稍煮片刻至沸腾。

3　加入盐、鸡粉、老抽、陈醋拌匀，煮约6分钟至熟透。

4　关火后盛出煮好的汤，装碗中，撒上葱花，淋入芝麻油即可。

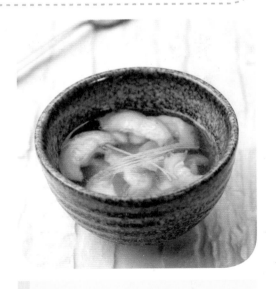

【制作指导】
丝瓜去皮后很容易氧化变黑，浸于淡盐水中可保持其洁白的外表。

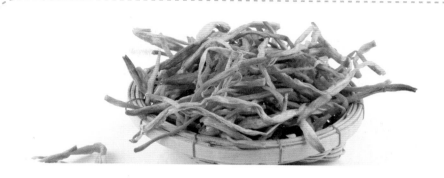

黄花菜

　　黄花菜含有蛋白质、胡萝卜素、硫氨酸、烟酸及钙、磷、铁等营养成分，其蛋白质含量十分丰富，与肉类相近，每100克干品含蛋白质14.1克。具有清热、利湿、消食、明目、止血、下乳的功效。哺乳期妈妈食用黄花菜，不仅可以利尿降压，还可以催乳。

黄花菜黄豆炖猪蹄

材料 猪蹄块220克，水发黄花菜100克，瘦肉140克，黄豆120克，葱段、姜片各少许

调料 盐、鸡粉各2克，料酒5毫升

做法

1　将洗净的瘦肉切块；和猪蹄一起入沸水中余水，捞出沥干待用。

2　砂锅中注入适量清水烧热，倒入瘦肉块、猪蹄块。放入洗净的黄豆，撒上姜片、葱段。倒入洗净的黄花菜，淋入少许料酒。

3　加盖，烧开后小火煮约60分钟至食材熟透。揭盖，加入少许盐、鸡粉，略煮至入味即可。

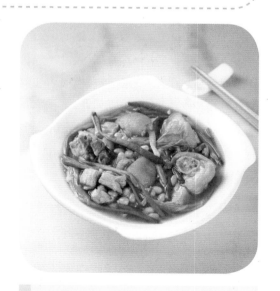

【制作指导】
黄花菜最好用温水泡发，这样能有效地清除杂质。

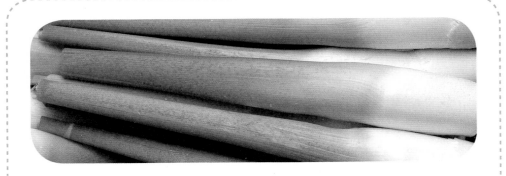

茭白

　　茭白作为蔬菜食用，口感甘美且营养丰富。其含有碳水化合物、蛋白质、维生素B$_1$、维生素B$_2$、维生素C及多种矿物质，具有解热毒、防烦渴、利二便和催乳功效。哺乳期妈妈食用茭白，可以催乳。由于茭白性冷，哺乳妈妈如脾胃虚寒、大便不实，则不宜多食。

虫草花炒茭白

材料 茭白120克，肉末55克，虫草花30克，彩椒35克，姜片少许

调料 盐2克，白糖、鸡粉各3克，料酒7毫升，水淀粉、食用油各适量

做法

1　洗净去皮的茭白切粗丝；洗好的彩椒切粗丝；茭白丝和彩椒丝和洗净的虫草花一起入沸水中焯水，捞出沥干待用。

2　用油起锅，倒入肉末，撒上姜片，淋入少许料酒，炒匀提味。

3　倒入焯过水的材料，大火炒至熟软后转小火，加入少许盐、白糖、鸡粉，倒入适量水淀粉，翻炒匀，至食材入味即可。

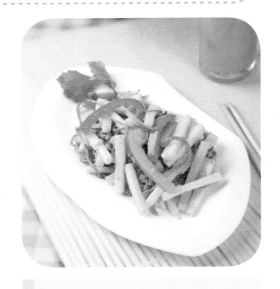

【制作指导】
茭白已经焯煮过了，因此入锅后宜快炒，以防炒老了影响茭白脆嫩的口感。

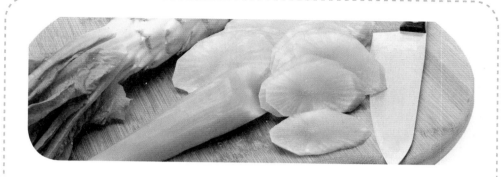

莴笋

莴笋含有叶酸、膳食纤维、维生素A、维生素C、维生素E、钙、铁、锌等营养成分。具有开胃消食、利尿消肿、促进新陈代谢等功效，适用于小便不利、尿血、乳汁不通、虫蛇咬伤、肿毒等症。哺乳期妈妈食用莴笋，不仅可以通便，还可以通乳。

莴笋炒平菇

材料 莴笋150克，平菇100克，红椒20克，姜片、蒜末、葱段各少许

调料 盐7克，鸡粉2克，蚝油5克，生抽3毫升，水淀粉4毫升，食用油适量

做法

1　平菇洗净切块；莴笋去皮洗净切片；红椒洗净切片；一起放入沸水中焯煮至断生，捞出备用。

2　锅注入食用油，倒入葱段、姜片、蒜末爆香；倒入焯过水的材料，翻炒片刻；放入蚝油、盐、鸡粉、生抽，炒匀调味。

3　加入少许水淀粉勾芡，盛盘即可。

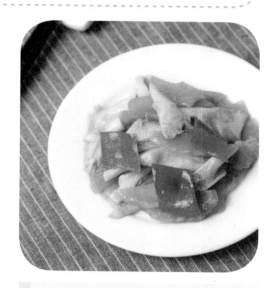

【制作指导】
烹饪此菜时宜少放盐，以免营养流失和影响其脆嫩的口感。

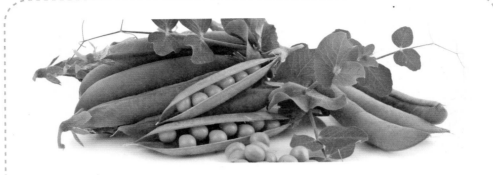

豌豆

　　豌豆含有蛋白质、纤维素、维生素B1、维生素E、钙、磷、钾等营养成分，具有利小便、生津液、解疮毒、止泻痢、通乳之功效。适用于脾虚气弱、呕吐、腹泻、产后乳汁不下、烦热口渴等症。哺乳期妈妈食用豌豆，不仅可以补中益气，还可以增加乳汁量。

灵芝豌豆

材料 豌豆120克，彩椒丁15克，灵芝、姜片、葱白各少许

调料 盐2克，白糖2克，水淀粉10毫升，胡椒粉、食用油各适量

做法

1　锅中注清水烧开，倒入洗净的豌豆、灵芝，焯煮至断生，待用。

2　取一个碗，加入盐、白糖、水淀粉、胡椒粉，制成味汁备用。

3　用油起锅，倒入姜片、葱白，爆香，放入彩椒丁和焯过水的材料，倒入味汁，炒匀；盛出装盘即可。

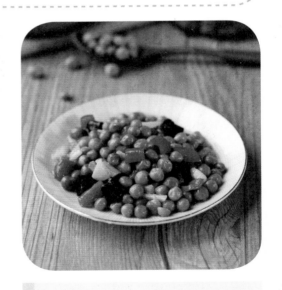

【制作指导】
豌豆应焯煮熟透，这样有利于营养物质的消化吸收。

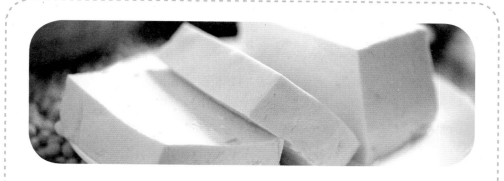

豆腐

　　豆腐营养丰富，含有优质蛋白、脂肪、碳水化合物、维生素和矿物质等人体必需的多种营养成分。具有益气和中，生津润燥，清热解毒的功效，也是一种催乳食物，适用于干咳少痰、大便干结、虚热烦渴、脾胃虚弱，身倦乏力等症。哺乳期妈妈食用豆腐，对增加乳汁量有促进作用。

西红柿炖豆腐

材料 西红柿200克，老豆腐185克，腐乳汁15克，葱花、姜片各少许

调料 鸡粉2克，白糖2克，生抽5毫升，椰子油适量

做法

1 老豆腐切厚片；洗净的西红柿切块。热锅倒入适量椰子油，放入老豆腐，煎至两面金黄，盛出待用。

2 另起锅倒入椰子油烧热，入姜片爆香，放入老豆腐，淋上生抽，翻炒匀；倒入西红柿块，淋上适量清水，倒入腐乳汁，翻炒匀。

3 加盖，大火炖5分钟至熟，加入鸡粉、白糖，翻炒调味。装盘后撒上葱花即可。

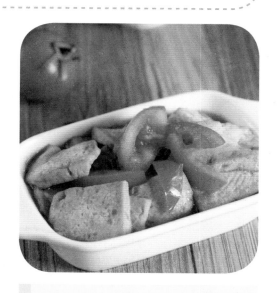

【制作指导】
煎豆腐的时候油的温度不宜过高，以免煎焦。

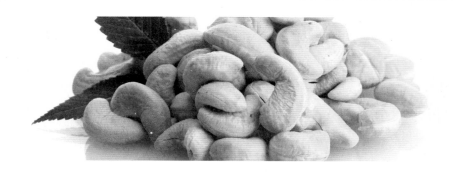

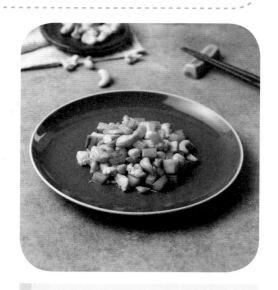

腰果

　　腰果含有维生素A、维生素B₁、维生素B₂、维生素C、维生素D、钙、铁、磷等营养成分，具有润肠通便、润肤美容、强身健体、催乳通乳等功效，主治烦渴、心闷、咳痰等症，经常食用腰果还能提高机体抗病能力。哺乳期妈妈食用腰果，有益于改善产后乳汁分泌不足。

腰果炒鸡丁

材料 鸡肉丁250克，腰果80克，青椒丁50克，红椒丁50克，姜末、蒜末各少许

调料 盐3克，干淀粉5克，黑胡椒粉2克，料酒7毫升，食用油10毫升

做法

1 将鸡肉丁用干淀粉、黑胡椒粉、料酒腌渍10分钟。

2 热锅注油，放入腰果，炒至微黄后盛出备用；锅底留油，倒入姜末、蒜末、爆香。放入鸡肉丁，翻炒约2分钟至转色。

3 倒入青椒丁、红椒丁，加入盐，倒入腰果，炒匀即可。

【制作指导】
腰果宜用小火炸成金黄色，这样腰果味道才香。

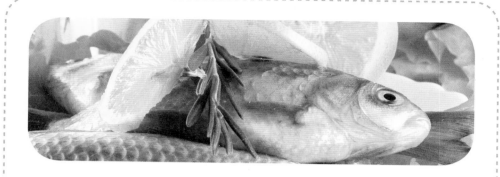

鲫鱼

鲫鱼的营养特点是全面，其含有丰富的蛋白质、多种维生素、微量元素及人体所必需的氨基酸等营养成分。具有益气健脾、清热解毒、通脉下乳、利水消肿等功效，适用于脾胃虚弱、痢疾、便血、水肿、溃疡等症。哺乳期妈妈食用鲫鱼，不仅可以健脾补气，还能催乳。

砂仁鲫鱼

材料 净鲫鱼350克，砂仁12克，姜丝少许

调料 盐3克，鸡粉2克，胡椒粉少许，料酒4毫升，食用油适量

做法

1 锅中注油烧热，放入鲫鱼，煎至散发出焦香味，盛出待用。

2 锅中注水，放入洗净的砂仁，用大火加盖煮沸，转小火煮15分钟。

3 揭盖，撒上姜丝，放入鲫鱼，淋入少许料酒，大火烧开后改小火续煮15分钟至食材熟软；调入盐、鸡粉，撒上少许胡椒粉，略煮片刻至食材入味即可。

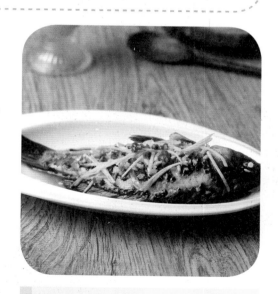

【制作指导】
将鲫鱼处理干净后，抹上少许黄酒，不仅能除去鱼腥味，还能使鱼肉鲜嫩。

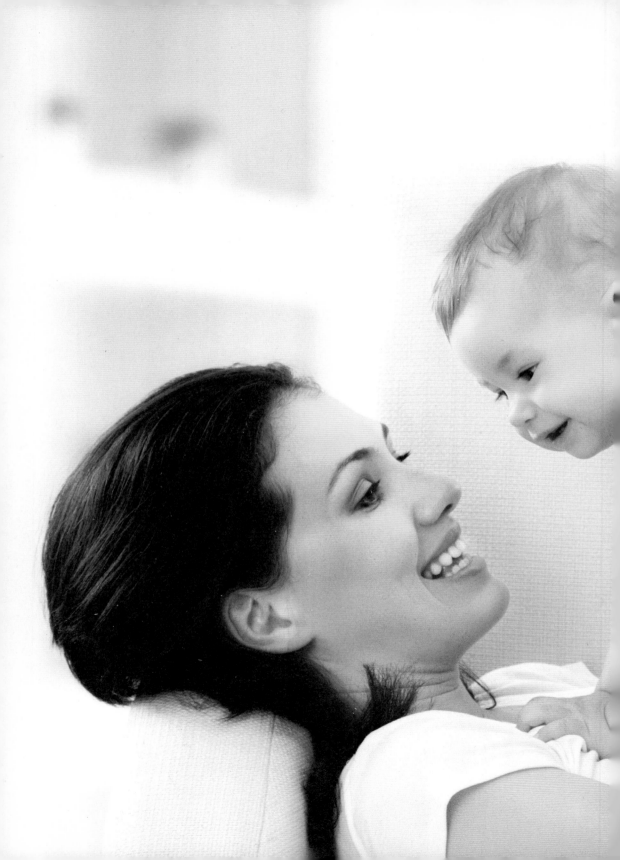

PART 4

职场妈妈，爱工作也爱宝宝

同时应对工作和母乳喂养并非易事，职场妈妈要平衡好工作和宝宝的关系，不能厚此薄彼。本章专为职场妈妈提供指导，让职场妈妈成为一个超人妈妈。

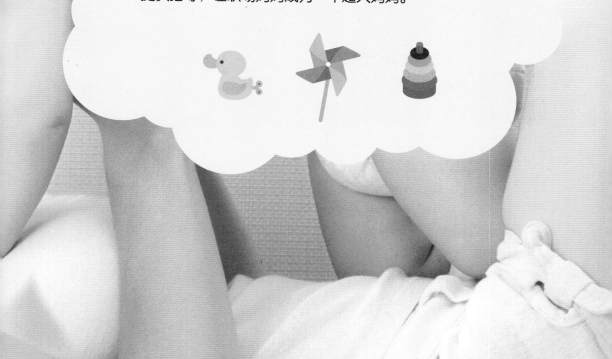

重返职场，做一个超人妈妈

　　母乳是宝宝们最完美的食物，妈妈都希望哺乳宝宝到1岁。但许多职场妈妈不得不在宝宝3～4个月的时候重新回到工作岗位，想要继续母乳喂养面临着巨大的挑战。为了宝宝，很多妈妈化身为超人，在家庭与工作之间游刃有余。

● 重返职场前需准备

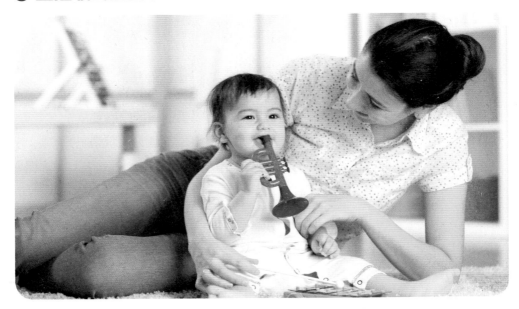

◎ 做好心理准备

　　重返职场的妈妈们，想要继续母乳喂养，就需要选择加入"背奶"一族了。背奶，就是把专业的吸奶、储奶器具带到单位，利用工作间隙完成吸奶、冷藏、保存等步骤，下班后再把储存的奶背回家给宝宝当第二天的"口粮"。

　　在开始背奶前，一定要鼓励和说服自己坚持下去。因为背奶不仅繁琐，还要面对来自各方面的压力，如果没有做好心理准备，很可能半途放弃。

◎ 大胆求助

背奶妈妈也要敢于放下面子，有需要的时候大胆求助。因为对新妈妈们来说需要每3小时吸奶一次，否则会导致奶胀和分泌量少，如果在该吸奶的时候遇上正在开会或有事情在忙等情况，不要担心尴尬，大胆向周围人求助，每个人都会理解一位妈妈的辛苦和坚持，并给予你更多的方便。

◎ 提前调整作息

妈妈要提前调整作息时间，在上班前的1周或者2周内要按照平常上班的时间调整作息，以使自己和宝宝都能提前适应。如果工作地点距离住地较远，事先将乳汁存储好，白天请家长或保姆代喂1~2次，下班回家再喂奶。

◎ 让宝宝提前适应

在产假结束前1~2周，需要给宝宝调整作息时间和哺乳时间，让宝宝有一个适应过程。妈妈在上班前一2周开始练习，将挤出来的奶放在瓶子里喂宝宝，让宝宝习惯用奶瓶吸奶。或者在上班之前让家里其他人和宝宝相处熟一点，让宝宝能够适应短时间离开妈妈。

◎ 了解宝宝吃奶量

妈妈上班前需要了解宝宝一天的吃奶量，以便在上班挤奶的时候，准备适合的奶量。妈妈上班的时候，就可以让宝宝食用储存在冰箱里的母乳。

◎ 准备好背奶装备

在开始上班之前，妈妈需要准备好吸奶、储存的装备，挑选使用最方便的装备。并且还需要能够熟练使用。

◉ 平衡家庭与工作有妙招

每天提前30分钟起床

调整一下你的生物钟，提前30分钟起来，用这段时间来喂奶（即使宝宝还未全醒）。等宝宝满足了，你可以打扮自己，准备一天的东西，然后再喂宝宝1次再出门。

让家人支持母乳喂养

坚持母乳喂养、家人的支持很重要，也是很有必要的。在中国，绝大部分家庭在妈妈上班后，会由老人或保姆来担负照看宝宝的任务。妈妈在产假期间，就应该将母乳喂养的各种好处传达给老人或保姆，并耐心地教会他们如何处理解冻并加热挤好的母乳。所有的程序越简单越好，妈妈可以制定出一套准备奶瓶、标注日期以及存放奶瓶的方法。这样妈妈就会得到较好的休息，休息好，奶水的分泌才会多起来。

选择恰当的服装

选择上班服装的时候要考虑到哺乳这个因素。因为母乳喂养时期，往往妈妈奶水充足，容易出现溢乳现象。所以，挑选防溢乳垫，可有效保持衣服干爽，让妈妈们免除尴尬！

充分利用上班午休时间

如果工作地点离家比较近，可以在上班前喂饱，午休时回家喂奶一次，下班后再喂，加上夜间的几次喂奶，基本上就能满足宝宝的需要；如果离家远，可以事先将母乳挤出来储存好，请家人代喂1～2次，晚上回到家再喂奶。

下班后的母婴时光

下班后妈妈的主要工作就是喂哺和照料宝宝。除了照顾孩子，妈妈几乎没有精力再做点别的什么。为了让妈妈好好地休息，这就需要家人的支持与帮助。家务可以请丈夫或家人帮助料理，这样妈妈就能一心一意地照管小宝宝，保持母亲与宝宝之间的亲密联系。

想办法获得同事的支持

哺乳的妈妈能准时下班非常重要，但有时也会遇到需要加班的情况。这时，你可以求助同事。如果你的同事是女性，你可以向对方讲述一下宝宝对母乳的依赖和你喂奶的辛苦，想必对方也会因为同情而愿意将未完成的事情独立完成。

🌸 保持好心情最重要

妈妈心情好，奶水才能好。哺乳期内妈妈们一定要避免情绪的波动和过度疲劳，保持心情舒畅、保证足够睡眠。哺乳的妈妈为了宝宝也应该控制好自己的情绪。

唐代大医学家孙思邈所著的《备急千金要方》指出："凡乳母者，其血气为乳汁也。五情善恶，悉血气所生。其乳儿者，皆须性情和善。"也就是说，乳汁是由其血气转化而成的。五情善恶，都与血气化生有关。气血运行不正常，分泌的乳汁就会受到影响，甚至会直接影响到新生儿的健康成长。

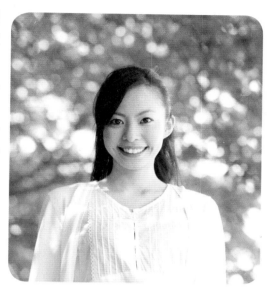

现代人的生活节奏越来越快，生活和工作环境也较紧张嘈杂，而且会经常遇到各种复杂的人际关系要处理，诸多因素使得人的情绪波动比较大。哺乳期的妈妈们也不例外，烦躁、惊喜、忧愁、愤怒、郁闷……各种极端的情绪随时都有可能发生，其内分泌系统都可能会通过新妈的大脑皮层影响垂体的活动，从而抑制催乳素的分泌，影响到乳汁分泌的质和量，使新妈妈出现乳汁缺乏的现象。并且容易造成肝郁气滞，甚至产生血淤，并伴有消化功能紊乱等症状，使得奶水量少甚至变色。在这种情况下，婴儿吃了妈妈的奶，心跳也会随之加快，变得烦躁不安，甚至夜睡不宁、喜哭闹。

另外，妈妈可多喝水及牛奶以保证水分和钙量，忌口渴才饮水；在饮食上要注意营养均衡荤素合理搭配。多吃动物性食品和豆制品、新鲜蔬菜、水果等。奶制品和豆制品，能为人体提供优质的蛋白质，同时也是补钙的首选食物，妈妈们要多吃。

妈妈在背奶中会遇到各种困难，要及时向朋友和家人倾诉，自我调整情绪。下班回到家，跟家人聊聊天，说说一天遇到的事情和心情，可以及时让家人知道你的状态，更理解你、体贴你。

手忙脚乱，寻求外力帮助

在宝宝降生之后，新手妈妈很容易手忙脚乱，尤其是还要兼顾工作与宝宝，更是分身乏术。这个时候，妈妈们要学会寻求外力的帮助，取得家人的支持与爱护。如果有条件，还可以请专业的金牌保姆来帮忙。

❀ 全家带宝齐上阵

在宝宝降生之后，身体的不适、夫妻关系的改变、哺育婴儿的辛苦、工作压力的增加，这一切或多或少会给新妈妈带来压力，妈妈也会产生焦虑、烦躁、委屈、抑郁的负面情绪。如果处理不好，很容易得产后抑郁症。

所以，家人的支持对于宝宝和职场妈妈来说尤其重要。在这个阶段，不仅妈妈面临新的挑战，家庭中其他成员也面临新的生活，每个人的角色定位以及彼此的关系都会发生很大的变化。

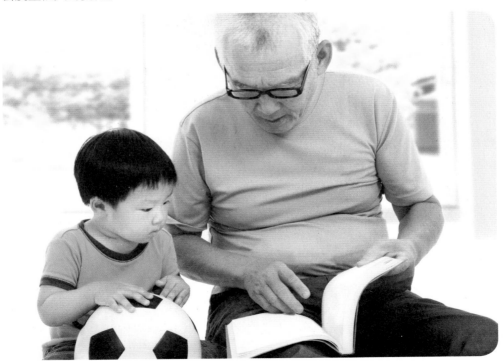

爸爸在抚养宝宝、安抚妈妈的事情上尤为重要。爸爸要对职场妈妈多一些体贴与包容，稳定妈妈的心情，降低妈妈产后忧郁的风险。

若是爸爸参与到照顾孩子的工作，不仅会减轻妈妈的哺育工作量，也会让妈妈在心理上得到释放，不会感到孤立无援，也不会产生太大的压力。这样，妈妈就更能坚定在工作的同时母乳喂养宝宝的决心。

不仅爸爸要做职场妈妈的帮手，和妈妈共同承担照顾宝宝的责任。家里的老人，比如宝宝的爷爷奶奶、外公外婆，会更高兴成为妈妈的后盾，分担照顾宝宝的工作。孩子是一个家庭血缘的纽带，担负着把爱传递给每一位家人的责任。老人期待宝宝的成长，在宝宝身上看到自己生命的延续，照顾宝宝时也会充满喜悦。尤其是他们已经有过抚育孩子的经验，在对宝宝的看护上也更细心。

妈妈在上班期间，可以将宝宝托付给自己的父母照顾，不仅满足了老人含饴弄孙的心愿，也促进了爷孙间的情感，利于宝宝建立尊敬老人的观念。

🌷 金牌保姆来帮忙

妈妈产假结束，要返回职场了，但是找不到人照顾宝宝，这时候就需要保姆的帮忙了。保姆是在家庭环境中给宝宝提供一对一的看护，这和父母照顾宝宝的方式差不多。由于保姆只照看一个宝宝，宝宝能获得更多的关注，更可能和保姆建立情感纽带。请保姆在家里看孩子，也会让宝宝更适应妈妈去上班的日子。虽然妈妈不在家，但周围的环境是不变的，孩子对自己的家很熟悉，也有安全感。

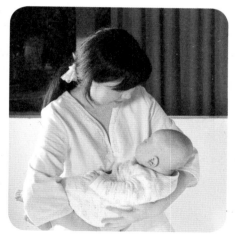

很多人不喜欢请保姆的原因是不放心外人照顾自己的宝宝。其实，专业的保姆会懂得很多的育儿知识，有很多照顾宝宝的经验，是帮助繁忙的父母照顾宝宝的最佳人选。很多保姆都会从所在的家政公司或保姆公司接受某种形式的培训，并获得资格证书。目前，中国的一些省市还推出了保姆职业标准(如月嫂证书或育婴师证书)，为保姆划分了不同等级。

选择保姆的时候需要注意，一定要从正规、专业的机构寻找保姆，并且在聘用之前，需要查看保姆的所有身份证明与资格证明，这是保证宝宝与家庭安全的重要措施。现在聘用保姆的家庭越来越多，在选择保姆的时候也可以打听一下亲朋好友，看看他们有没有聘用过的推荐人选。

上班背奶，为宝宝存好口粮

作为背奶妈妈，有太多事情需要应付，本节专门为背奶妈妈而写，让妈妈们能够更轻松一点。每一个背奶的妈妈，心中都涌动着爱的火焰，只为让宝宝更健康，便义无反顾，什么困难都能克服。

这些物品不可少

1 吸奶器

用途：

在上班前，妈妈先用吸奶器把乳汁吸出来，然后存储在家里的冰箱，让家人加热后喂给宝宝。在上班间隙，乳房胀奶时，用吸奶器吸出乳汁，保存起来。可以在返回工作岗位前3～4周时开始使用吸奶器，以便有充分的时间熟悉。

使用方法：

1.在吸奶之前，用熏蒸过的毛巾温暖乳房，并进行刺激乳晕的按摩，使乳腺充分扩张。

2.按照符合自身情况的吸力，进行吸奶。

3.不要将乳汁全部吸出，吸出80%即可。

4.吸奶时间应控制在20分钟以内。

5.用完后即刻清洗、消毒。

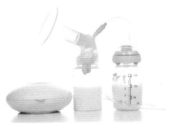

2 保温包

用途：

作为储存和携带母乳的工具，同时放入冰袋，可以将母乳暂时冷藏起来，防止母乳变质。

挑选要点：

看是否保温，保温时限是多久。

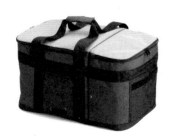

3 储奶袋

用途：

在公司里吸出来的母乳装进母乳袋完封后，可以让母乳在无菌的状态下贮存。再将母乳袋上留存的水分擦干，把每一袋都用保鲜膜或者塑料袋包好，放入冷冻室内快速进行冷冻。它的外袋耐热温度120℃，内袋耐热温度900℃，全袋耐冻温度零下85℃，妈妈们可以放心使用。

使用方法：

1.首先用便签写上正确的日期和月份，贴在集乳袋上，以方便标明储奶的先后顺序，方便取用。

2.再把集乳袋的切口撕开。

3.然后把母乳导入集乳袋中，封好放入冰箱，按储奶时间的长短选择储存位置。

4.取用时，用温水加温至体温37℃左右。

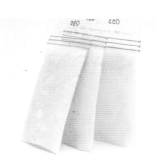
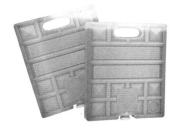

4 冰袋

用途：

保温包最多只能维持包中母乳的温度，必须加入冰块才能起到持久保冷的效果。将冰袋和储奶袋一起放在保温包里，在上班下班的路上可暂时冷藏乳汁。

使用方法：

1.将冰袋放到冰箱冷藏6~10小时。

2.取出后放到储存工具里即可。

⚘ 正确挤奶有讲究

手动挤奶步骤

1 挤之前一定先洗干净双手，并准备好消过毒的容器，最好使用适宜冷冻的、密封良好的塑料制品，不要使用金属制品。

2 接着挤压储存乳汁的输乳管窦（在乳晕附近），把拇指放在乳晕上方，其他四指放在下面托住乳房，握成一个C型。

3 五指有节奏地挤压，同时向胸部推动乳房。注意要绕着乳房周围挤，每边3~5分钟，交替轮回。这样可以使所有的乳腺都得到清空。

注意事项

✖ No.1

挤奶时不要弄疼乳头和乳晕。挤奶前的乳房按摩有助于更快地挤出乳汁，不要用力过度。

✖ No.2

挤压的时候不要只挤压乳晕的一个部位，一定要注意将手指勤换位置，以避免受伤。手指挤压乳晕的位置有多种，可以上下挤压也可以左右挤压，还可以斜着挤压。最后，挤压要多练习才能挤得多。

✖ No.3

妈妈应该根据宝宝的吃奶频率来挤奶，如果宝宝2个小时喂奶1次，那妈妈就要每2个小时左右挤奶1次。通常两次挤奶时间的间隔最好不要超过三四个小时。

电动吸奶器使用步骤

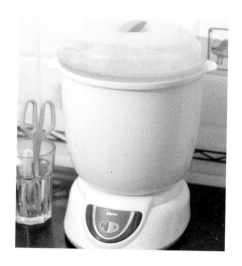

Step1 先把吸奶器可以加热的部分放在消毒锅中加热消毒、清洁。

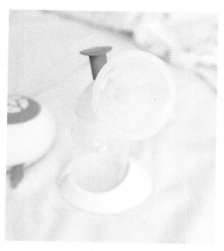

Step2 将吸奶器主体部分套扣好。

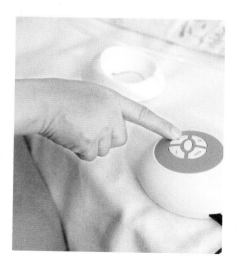

Step3 接通电源。

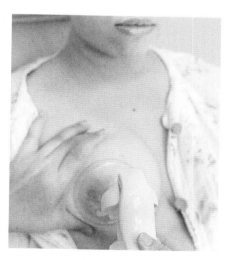

Step4 将吸奶器的喇叭口放在妈妈乳房的正中间，一手以C字姿势握住妈妈的乳房，以确保吸奶器在妈妈乳房的正中间。

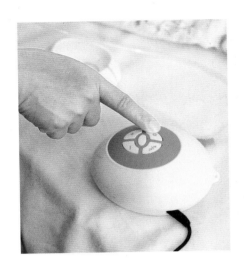

Step5 打开总电源。

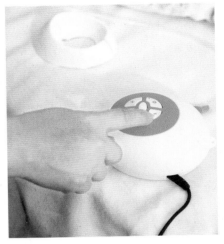

Step6 选择出奶或是按摩的按钮，启动吸奶器。

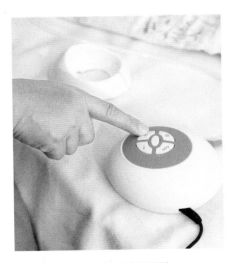

Step7 吸奶一段时间后再将马力加到第三段，每侧乳房吸10～15分钟。

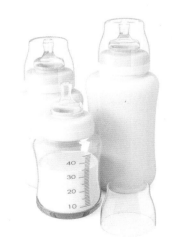

Step8 将吸出的奶水倒入存储容器里，盖紧盖子，注明日期，根据使用时间加以冷藏或冷冻。

❂ 乳汁储存很重要

1 母乳保存时间

母乳到底怎么保存，才能更放心地让宝宝享用呢？离开了妈妈乳房的奶，保质期是多久呢？想要知道的妈妈请仔细看看下表吧：

母乳存放温度时间表

存放处	温度（℃）	存放时间
室内	19 ~ 22	10 小时
冰箱冷藏室	0 ~ 4	8 天
单门冰箱冷藏室	温度不定	两星期
双门冰箱独立冷藏室	温度不定	3 ~ 4 个月
只做冷冻用途的冷冻柜	–19	6 个月甚至更长

2 母乳储存注意事项

◎ 注意卫生

妈妈在挤奶时要注意卫生，要用消过毒的干净的容器，如消毒过的塑胶筒、奶瓶、塑胶奶袋；母乳挤出后，无论是装于奶瓶内或是储奶袋中，都必需预留空间勿装过满，因为液体类的东西冷冻一段时间后会膨胀，进一步破坏集乳袋。

◎ 学会使用储奶袋

储奶袋可选择市面上经灭菌的母乳储奶袋，将挤出的母乳倒入储奶袋中，并将多余的空气施压挤出后，再反折对口，接着贴上标签，注明母乳挤出的日期及容量。每次储存都要另用一个容器，每份100 ~ 120毫升左右，方便家人喂养宝宝。

◎ 选购适合的奶瓶

奶瓶建议使用玻璃瓶或PP（聚丙烯）、PE（聚乙烯）材质的奶瓶。一样在瓶身处贴上标签，注明母乳挤出的日期及容量，暂时置于冰箱冷藏时，可以保鲜膜包住瓶口，以防冰箱味道进入奶瓶。此外，不建议直接将奶瓶冷冻，一来因为材质的关系，二来也需要大量的奶瓶。

◎ 相近日期的母乳一起保存

如当下挤出的母乳量过多，亦可将数个相同或相近日期挤出的集乳袋放于同一个密封袋或是保鲜盒内以方便取用，可节省翻找母乳的时间。

◎ 母乳要单独存放

将收集的母乳储放冰箱时，应储存于冰箱内层，尽量与鱼、肉等生鲜食物分开存放，杜绝母乳被污染。避免存放在靠外面的冰箱门上，频繁地开关冰箱，也会对冰箱温度造成影响，从而导致乳汁的变质。若是冰箱温度的稳定性高，冷藏奶约可存放5～8天。

小贴士

夏天背奶的温馨提醒

1. 挤出母乳马上放进冰箱：挤出来的母乳一定要密封好，马上放进公司冰箱冷藏室。下班途中，为防保鲜袋保鲜能力下降，尽量不要在外逗留超过2个小时。

2. 挤奶与哺乳孩子的时间相匹配：在办公室，2～3小时挤一次奶。挤奶次数多，有助于保持奶汁分泌量。等到胀奶才挤，奶汁分泌会越来越少，夏天容易诱发乳腺炎。

3. 母乳储存时间：冷藏的母乳7天内要喝完，冷冻的母乳可以存放6个月甚至更长的时间。母乳尽量冷藏，冷藏的母乳比冷冻的母乳营养价值更高。

🌸 对背回的母乳再加工

1 母乳的取用

1 冷藏和冷冻母乳取用方式，应该以"先进先出，日期早的先喝"为原则。母乳也是食物，越新鲜越好，所以尽量让宝宝喝新鲜的母乳，库存的母乳只是应不时之需。

2 母乳回温后才能让宝宝享用。冷藏母乳的加温方式，可放置在一个小碗或其他容器的温水内，注意温度不要超过60℃；或使用温奶器，绝对不可用微波炉加热，微波炉加热会让冷藏过的母乳营养成分遭到破坏。另外，冷藏的乳汁如果拿出冰箱加热过了，就不要再冷藏了，而且热过的奶必须要在1小时内喝掉。

3 冷冻奶可于前一天取出，放置冷藏室慢慢解冻，已经完全解冻的母乳，必须在24小时内饮用完毕。未加热的母乳于1~2小时内皆可食用，但不可再冷冻，如须快速解冻，可将容器置于水流中，通过先放置在冷水中，再逐渐加热的方式慢慢温热。

4 母乳经冷藏或是回温会出现脂肪分离的现象，上层颜色较黄，下层较清，在取出回温或喂食之前只要轻轻摇晃瓶身使脂肪均匀混合即可，切勿过度摇晃以免破坏母乳中的抗体活性。

5 从冷藏或冷冻中取出的母乳，若是完全没喝可再放回冷藏室，4小时内都可以饮用。但如果已经被宝宝喝过或是喝到快没有时，则不建议再放回冰箱保存，残留的口水会让乳汁有机会增生细菌。

2 多余母乳的处理

　　未喝完的母乳原则上建议勿再使用，而早产儿则是绝对不可再次饮用。库存母乳维持约1天2000毫升的量就已足够。多余的母乳可以制成宝宝的辅食，既营养也不浪费。最简单的做法就是在米粥或是麦粥之中混入母乳，或用来制作水果泥。过期的母乳可以用来浇花、做成母乳手工皂等。

下班回家，享受亲子时光

妈妈的陪伴对于宝宝的成长尤为重要，但是职场妈妈没有足够的时间天天陪在孩子身边。所以，在下班回到家之后，妈妈需要尽可能多陪陪孩子，多进行一些亲子活动，在训练宝宝各器官发育的同时，给宝宝高质量的陪伴。

❀ 弯腰训练

让宝宝站立背靠妈妈，妈妈左右手臂分别抱住宝宝的腹部和膝盖部位。在宝宝前方30厘米的地上处放一个色彩玩具，让宝宝弯腰去捡，注意尽量让宝宝前倾，膝盖适当给一点力让他直立，训练宝宝弯腰，促进婴儿腰部肌肉的发育。

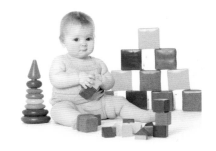

❀ 推皮球

母亲抱着宝宝和父亲面对面坐在地上，相互1米距离，将皮球推过去推过来。母亲可拉住宝宝去推动皮球，用力将皮球推向父亲。当父亲再推过来时，握住宝宝双手去抓住皮球。一推一抓，让宝宝在皮球的滚动中得到快乐，同时，也体会等待，体会合作。

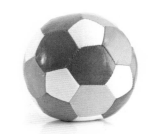

❀ 小筐里拿东西

妈妈用小筐装上玩具，让宝宝把手伸进筐内拿出玩具。玩具先要让宝宝看见，然后放在宝宝面前的筐里，让宝宝通过努力才能拿到。放置的玩具从大到小，注意安全，防止玩具进口，这可以训练宝宝解决问题的能力。

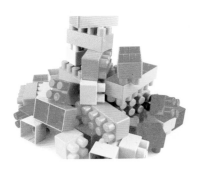

☺ 被动翻身

先仰卧，将婴儿的一只手放在胸部，另一只手做上举状，母亲一只手扶住婴儿胸部的小手，另一只手放在婴儿背部，帮助婴儿从仰卧转为侧卧，再转为俯卧。将胸部的小手向前，让宝宝两臂屈肘，手心向下，两臂距离稍比肩宽，支撑身体，用玩具逗宝宝抬头。母亲在宝宝俯卧时，可在宝宝的背部脊柱两侧从上至下轻轻抚摸，锻炼婴儿的颈部及背部的肌肉。

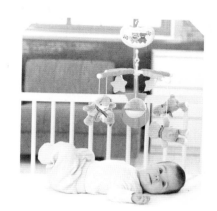

☺ 坐坐跳跳

母亲坐在地垫上，让宝宝面对面坐在自己的大脚上，母亲利用膝关节的一伸一屈，让宝宝感受到一上一下，在伸屈膝关节时还可以适当地抖动。母亲看着宝宝的表情配合节奏念儿歌："坐坐跳跳宝宝笑笑，坐坐跳跳宝宝笑笑。"这种活动可以安定宝宝的情绪，同时可增加母子感情。

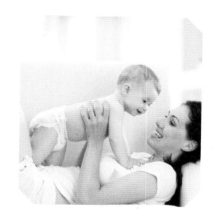

☺ 按压操

妈妈温暖的手分别在宝宝的四肢反复地做按压操。"一个手指点点点（食指在手臂和腿上轻点），两个手指夹夹夹（食指和中指轻轻夹），三个手指压压压（食指中指无名指轻压），四个手指摸摸摸（食指中指无名指小指旋转式抚摸），五个手指抓抓抓。"可以重复，每天1～2次，让宝宝接受（点、夹、压、摸、抓）不同触觉刺激，训练宝宝触觉。

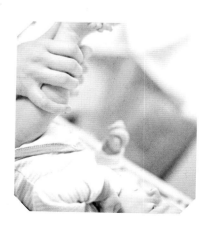

🌸 翻滚打转

让宝宝在垫子上仰卧，用一件有声有色的玩具吸引宝宝听觉和视线，引导从仰卧变侧卧再俯卧，再从俯卧变侧卧、仰卧。打转时家长用玩具做引诱，改变位置，让宝宝以腹部为支点，四肢腾空，上肢在够玩具时，下肢也随之摇动，身体开始打转。翻滚打转训练宝宝全身肌肉运动，训练运动协调性。

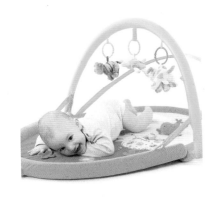

🌸 玩小汽车

让宝宝俯卧或坐稳，妈妈把一辆颜色鲜艳的小汽车从宝宝的左边快速开到右边，再从右边开到左边，让宝宝视觉追踪。在宝宝视觉快速跟随下，拉动汽车围绕宝宝转，让宝宝身子跟着汽车旋转，但旋转不要太快，让宝宝能转的过来，看到汽车在开。这个游戏能训练宝宝视觉追踪和身体转动。

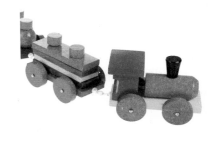

🌸 小青蛙跳跳跳

让宝宝站立，背对席地而坐的妈妈，妈妈从背后托住宝宝的腋下，伴随着儿歌让宝宝蹦跳，"一只青蛙一张嘴，两只眼睛四条腿，两只青蛙两张嘴，四只眼睛八条腿，扑通一声跳下水。"扑通一声时，托起宝宝腋下举起来，让宝宝腿部自然地做弹跳动作，反复2次，也可以站在宝宝背后，托起宝宝直接一次一次往前跳。

让宝宝被动地做跳跃动作，锻炼宝宝腿部肌肉和膝关节的屈伸，为宝宝以后的行走做准备。

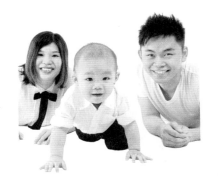

⚘ 打电话

　　妈妈和宝宝同时拿起电话，拉开一定距离，在电话里和宝宝说话，眼睛看着宝宝，观察宝宝反应。当把电话放回电话机时，要对宝宝说再见，并教会宝宝把电话放好。宝宝虽然不能讲话，但宝宝对家长的呼唤和讲话会认真地去看去听。电话是宝宝最喜欢的玩具之一，也能培养宝宝一些生活常识。

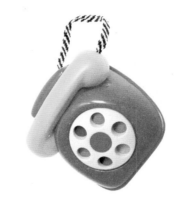

⚘ 照镜子

　　宝宝背靠妈妈坐着，让宝宝的脸在镜子中出现，宝宝的小手去摸摸镜子，然后对宝宝讲到"镜子里有个宝宝，真漂亮"。

　　妈妈用手摸摸宝宝的脸，呼唤宝宝的名字。也可以让妈妈在镜子中出现，头靠近宝宝，用微笑和宝宝打招呼，做一些夸张的表情和宝宝玩，让宝宝慢慢感觉到宝宝和妈妈在镜中和镜外是同一个人，训练宝宝的自我认识和不同视觉体验。

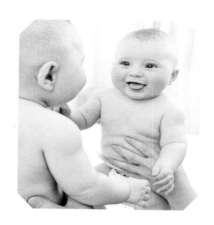

⚘ 小脚踩大脚

　　将宝宝的两只小脚放在妈妈的两只脚背上，妈妈扶着宝宝向前走，也可以和宝宝面对面，牵着宝宝的双手和宝宝向前向后行走，一边走一边喊："一二一，向前走，一二一，向后退。"妈妈的步子要小，脚不要离地太高，向前向后多走几步，宝宝感觉到前行后退的身体变化，锻炼宝宝的身体平衡和协调性。

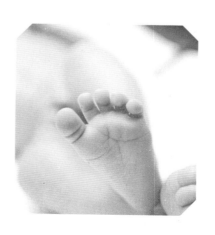

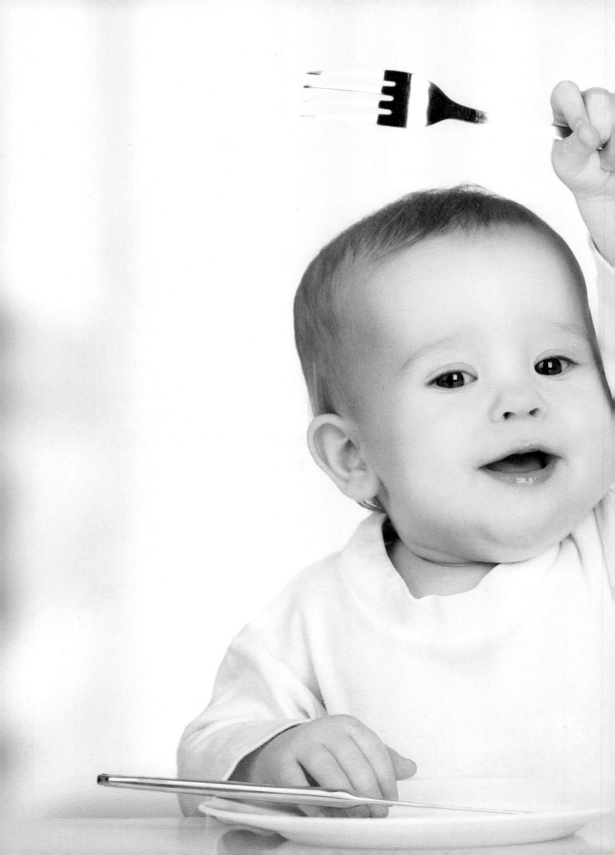

PART 5
断乳喂养，只为让宝宝茁壮成长

宝宝即将进入"断乳期"，或已经处于"断乳期"，妈妈又要面对新的问题了。该怎样给宝宝断乳，辅食添加又该注意些什么，这些内容本章都有涉及。

循序渐进，科学断乳

宝宝到1岁多的时候，当表现出对母乳不感兴趣了，而是对其他食物有了兴趣，就可以给宝宝断乳了。宝宝从吃母乳，到添加辅食，再到完全断乳，应该是一个自然的过程。只要掌握好了方法，循序渐进地，配合宝宝的生长发育，断乳的过程就会很轻松。

科学断乳有技巧

断乳前做好准备

断乳前2～3个月要逐渐增加食物，使宝宝断乳成为水到渠成的事。并且要帮助宝宝养成良好的饮食习惯，如蔬菜和肉食的合理搭配、教孩子咀嚼、少吃零食等，避免今后的肥胖和偏食。

改喂固体饮食后，有些孩子食量稍减些是正常现象，不能采用威逼手段强制他多吃。同时要注意避免孩子用拒食手段要挟父母，达到满足他们不合理要求的目的。

减少宝宝对妈妈的依赖

断乳前，要有意识地减少妈妈与宝宝相处的时间，可以增加爸爸照料宝宝的时间，给宝宝一个心理上的适应过程。让宝宝明白爸爸一样会照顾他，逐渐减少对妈妈的依赖心理。这个时候就要充分发挥爸爸的作用，来帮助宝宝渡过"断乳期"。

渐进的取代

渐进式的离乳，当宝宝自己能稍微保持坐姿，并且会用手抓东西放嘴里或想吃手，对食物表现出高度兴趣，即可尝试给予副食品。宝宝可每隔2～3天有一餐以奶瓶取代，渐进式的添加奶瓶配方奶的次数，以取代母乳。

如宝宝抗拒，可试着以其他家人如爸爸、保姆给予瓶喂；也有些人会在宝宝身上包附妈妈的衣服，让宝宝感受妈妈的味道，产生相似感受；或是喂母乳时候放宝宝熟悉的音乐，在瓶喂的时候也放同样的音乐，让宝宝在同样的氛围下离开母乳而喝奶。

断掉临睡前的喂奶和夜奶

大多数的宝宝都有半夜里吃奶和晚上睡觉前吃奶的习惯。最难断掉的，恐怕就是临睡前和半夜里的喂奶了，可以先断掉夜奶，再断临睡前的奶，这时候需要爸爸或家人的积极配合。刚开始宝宝可能会闹腾几天，但只要坚持下来就会好转的。

想要顺利断掉临睡前的喂奶，可以帮助宝宝建立一个相对固定的，与吃奶没有关系的"入睡仪式"。宝宝慢慢会觉得，听着他熟悉的故事入睡也同样很舒服。

转移宝宝注意力

尝试在哺乳时，同时配合唱歌，抚摸宝宝的背部、身体，当妈妈不想哺乳时，可以找些方式替代感受，让宝宝知道他仍然是被爱的。

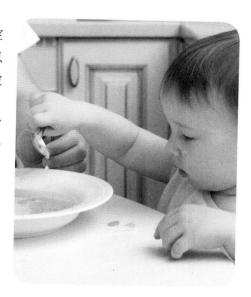

总之当孩子说"我要奶奶"时，妈妈可以回答说："好啊！"同时可想办法，在宝宝想要吃奶前或是吃奶时，转移孩子的注意力，如一起玩耍或外出等。

如果在外面宝宝突然很想吃奶，这时候妈妈可告诉孩子"好啊，回家再喝"，延缓孩子的需求不要心软，运用转移的效果渐进式的达到断乳的过程。

断乳中常见问题的处理

①宝宝断乳时若是情绪哭闹不安，可以让另外的照顾者取代妈妈安抚宝宝。

②宝宝开始吃手或咬东西，嘴巴无法得到满足时，可以用点心、水果或是奶嘴先让宝宝口欲满足，等妈妈退奶成功后再进行母爱的修补。

③妈妈开始断乳时，应减少大量喝流质汤水。若真口渴，也应少量多次，还要减少抱宝宝的次数，避免刺激乳腺和母性，而再度产奶和胀奶。

④喂母乳的母亲和宝宝之间会有微妙的感应，这种亲子喂养离乳时，母子之间很容易产生分离焦虑，这时母亲是非常辛苦的，家人要好好体恤，尤其是爸爸。但是离乳对宝宝也会有好的帮助，父母可以把离乳当做宝宝环境适应能力的培养。只要家人关爱，1周左右就可以断乳成功。

最好选择在春秋两季断乳。如果正值炎热的夏季或者寒冷的冬季，断乳的时间可以适当往后推迟一点。因为夏天太热，宝宝很容易食物过敏、拉肚子或得肠胃病。而冬天又太冷，宝宝习惯于温热的母乳和妈妈温暖的怀抱，突然改变饮食，容易受凉而引起肠胃道不适。所以春秋两季是最适宜的断乳季节，天气温和宜人，食物品种也比较丰富。

小贴士

不可取的断乳方式

1. 暂离宝宝来断乳

暂离宝宝来断乳，会增加宝宝的焦虑感和精神负担，妈妈的突然不见会让宝宝产生极度的不安全感，从而对周围的环境和人产生不信任感，有的宝宝还有可能会因此而生病。

断乳问题对孩子来说是件大事，一定要高度重视。断乳不单是营养的转变，更重要的是在情感上失去母亲怀里吸吮和偎依的机会，处理不好会对宝宝的心灵造成重大的精神刺激。

2. 突然断乳

如果母亲急于断乳，总抱着不及早断乳不行的想法，就会促使孩子对母亲的乳房恋恋不舍。要让孩子减轻心理负担，给他一种随时都可以吃奶的感觉，孩子就会得到满足，也能轻松地断乳了。

3. 乳头上涂抹紫药水、辣椒水

避免用在乳头上涂抹紫药水、辣椒水的方式，迫使宝宝断乳。从宝宝出生，乳头就是为宝宝提供食物和安抚的特殊存在。如果乳头突然变丑或具有了伤害性，会对宝宝的心理产生巨大的伤害，造成宝宝缺乏安全感。

🍼 断乳期乳房肿胀

自然断乳时，一般不会出现乳房肿胀。但是母乳分泌多的人偶尔也会乳房肿胀，即使婴儿不吃奶，乳房也会分泌乳汁，从而出现乳房肿胀，这个时候就需要人工挤奶以缓解肿胀。

不过挤奶时要注意，挤奶只要挤到乳房不胀痛为止，不要将乳汁挤完，否则，乳房又会分泌大量的乳汁。由于婴儿已经停止吃奶，一个月内乳汁就会停止分泌了。

如果乳房肿胀比较厉害，可以采取下面几个方法来缓解。

热敷

热敷可使阻塞在乳腺中的乳块变得通畅，乳房循环状况改善。热敷时注意避开乳晕和乳头，因为这两处的皮肤较嫩。热敷的温度不宜过热，以免烫伤皮肤。

按摩

热敷过乳房后，即可按摩。乳房按摩的方式有很多种，一般以双手托住单边乳房，并从乳房底部交替按摩至乳头，再将乳汁挤在容器中。

温水浸泡乳房

可用一盆温热水放在膝盖上，再将上身弯至膝盖，让乳房泡在脸盆里，轻轻摇晃乳房，借着重力可使乳汁比较容易流出来。

热水澡

当乳房又胀又疼时，不妨先冲个热水澡，一边按摩乳房，感觉会舒服些。

冷敷

若疼痛非常严重，可用冷敷止痛。注意一定要先将乳汁挤出后再进行冷敷。

如果肿胀无法缓解，疼痛继续，可请医生开止痛药。断乳奶胀怎么办呢？建议妈妈根据实际情况采取相应的措施，比方说应当停止饮用过多的汤水，禁止吃炖肉、炖鸡，减少营养，或是使用断乳药来阻止乳汁分泌。

添加辅食：断乳前的准备

随着宝宝逐渐长大，为了提供给宝宝足够的营养，从宝宝6个月开始就可以添加辅食了。同时可以让宝宝逐渐学会咀嚼和吞咽固体食物，为断乳做准备。添加辅食并不是随意的，也不是什么有营养就添加什么，而要遵循一定的原则。

时机已成熟，添加辅食补营养

有的母亲担心母乳不足影响了宝宝的发育，希望给宝宝更多的营养，过早地给宝宝添加辅食，这样做常常会适得其反，对宝宝身体健康不利，通常宝宝1~3个月时，只需喝少量的菜水、果汁，补充一定的维生素，不需任何辅食。

有的母亲觉得母乳充足，有足够的营养喂养宝宝，而推迟添加辅食。其实4个月后的母乳中铁的含量越来越少，需要从辅食中得到补充。学习吃辅食对宝宝而言是一种全新的尝试，不仅可以获得更多的营养，刺激牙齿、口腔发育，训练咀嚼及吞咽功能，更是宝宝迈上新的成长阶梯的起点。

父母可以通过以下几点来判断是否开始添加辅食。

体重： 达到出生时的2倍，即至少达到6千克。

宝宝没吃饱： 宝宝原来能一夜睡到天亮，现在却经常半夜哭闹；每天母乳喂养次数增加到8~10次，但宝宝仍处于饥饿状态，一会儿就哭，一会儿就想吃。

发育： 宝宝能控制头部和上半身，能够扶着或靠着坐，胸能挺起来，头能竖起来，宝宝可以通过转头、前倾、后仰等来表示想吃或不想吃，这样就不会发生强迫喂食的情况。

行为： 如别人在宝宝旁边吃饭时，宝宝会感兴趣，可能还会来抓勺子、抢筷子。如果宝宝将手或玩具往嘴里塞，说明宝宝对吃饭有了兴趣。

吃东西： 如果当父母舀起食物放进宝宝嘴里时，宝宝会尝试着舔进嘴里并咽下，说明宝宝对吃东西有兴趣，这时就可以放心给宝宝喂食了。如果宝宝将食物吐出，把头转开或推开父母的手，说明宝宝不想吃。父母一定不能勉强，隔几天再试试。

遵守好原则，辅食添加不会错

由少到多

当宝宝愿意吃并能正常消化时，再逐渐增多宝宝的辅食量；如果宝宝不肯吃，就不要勉强地喂，可以过2~3天再喂。

由稀到稠

宝宝的辅食要由稀到干，由细到粗，由软到硬，由淡到浓逐步增加，要使宝宝有一段逐渐适应的过程。

由一种到多种

刚开始时，为了不让宝宝偏食，就要让宝宝每次只品尝一种食物的味道。宝宝的味觉十分灵敏，刚出生不久的宝宝就知道糖水比凉开水好喝，而更喜欢喝糖水。味觉如此敏感的宝宝在开始吃母乳以外的食物时，他会记住吃过的每一种食物的味道，所以1岁以前吃习惯的食物，之后也会喜欢吃的。为了使宝宝不偏食，就要让他一种一种地品尝食物的味道，同时也要保持食物原有的味道，调味要清淡。

考虑宝宝因素

要根据季节和宝宝身体状态来添加辅食，并要一样一样地增加，如果宝宝大便变稀不正常，要暂停增加，待恢复正常后再增加。另外，在炎热的夏季和身体不好的情况下，不要添加辅食，以免宝宝产生不适。

注意卫生

宝宝餐具要固定专用，除注意认真洗刷外，还要每日消毒。

尽量不放或少放调味料

宝宝最初的辅食是不使用任何调味料的，只用清水煮熟即可。如果加入调味料，就会使食物失去原来的味道。比如，土豆被煮熟后，自然就会有甜味，如果加入各种调味料就很难尝出原来的味道。为了让宝宝知道食物本来的味道，在宝宝还不能和成人吃一样的食物之前，最好不要使用调味料。

小贴士

宝宝的味觉比较发达，1~2个月后，宝宝就会讨厌毫无味道的食物。如果遇到这种情况，可在食物中添加一点盐分，宝宝就会喜欢吃了。等宝宝吃腻了咸味的食物，就可以加入一些酸味或是甜味调料。

但是无论使用哪种调味料，都要尽量少放。宝宝的肾脏功能发育还不成熟，无法处理过量的盐分，吃的食物口味较重，日后容易得高血压，为了预防高血压，要让宝宝在离乳期就养成少吃盐的习惯。

各类辅食的喂养注意

1 谷类

开始添加辅食时，应先给宝宝喂食米汤。也可以把面条或燕麦片煮烂，取表层的汤汁喂给宝宝。但是，给宝宝做面条汤时，要先把面条焯一下除去盐分，然后再继续加热煮熟。

在给宝宝喂米汤时，还可以喂一些菜汤。但是宝宝吃的菜汤不需要加任何调味料，并且在刚开始时只能放一种蔬菜，喂食一段时间后，再一种一种地增加汤中蔬菜的种类。这样1周以后，宝宝就可以吃一些含有固体的糊状食物了。

需要注意的是，市面出售的面包之类的食品虽说也属于谷类，但是里面加入了盐、糖、酵母、黄油，味道和口感都比粥和面条要好，所以宝宝一旦记住了面包的味道就可能会不再想吃粥和面条了。而且面包中含有乳制品和鸡蛋，为了预防宝宝出现过敏反应，也应在离乳后期再给宝宝喂食。

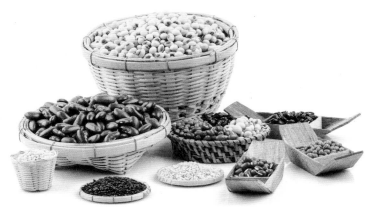

2 蔬菜

宝宝吃了1周米汤之后，就可以吃一些煮得烂烂的粥或面条，此时就要在粥或面条里加入蔬菜。要把蔬菜切碎、磨碎后再加入粥中，一起煮烂。蔬菜要每天一种，要尽量每天更换种类。开始时先喂容易消化、颜色较浅的蔬菜，然后逐渐喂颜色较深的。

另外，为了让宝宝记住每一种蔬菜的味道，在开始时要在粥中每次只加一种蔬菜。宝宝一种一种地品尝了每种蔬菜以后，就可以把2种蔬菜一起、进而再3种一起喂给他，这样宝宝就可以吃到大量的蔬菜。

多吃蔬菜的孩子身体健康，所以为了让孩子喜欢吃各种蔬菜，关键就是要让宝宝一种一种地习惯每种蔬菜的味道，同时喂给他各种蔬菜。宝宝也有他喜欢吃的和不喜欢的。一般来说宝宝更喜欢吃地瓜、南瓜等有甜味的蔬菜。如果菜粥中加入他喜欢吃的蔬菜，他就会张大嘴巴、狼吞虎咽。相反，如果菜粥加入的是萝卜等甜味很淡的蔬菜，宝宝吃上两三口，就会闭上嘴不再想吃。遇到这种情况，下一次可以把萝卜和南瓜或者白菜等宝宝喜欢的蔬菜搭配做成菜粥，宝宝就会喜欢吃了。

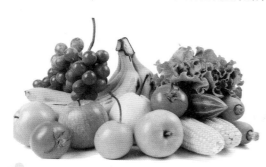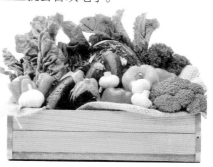

3 水果

给宝宝添加水果的时候，可喂果泥。对不满4个月的宝宝不应添加果汁等辅食。即使到了添加辅食的年龄，也最好不要给宝宝喝果汁之类的甜酸液体，这有可能干扰宝宝吃奶。

给宝宝添加果汁时，最好是家庭自制的果汁，所富含的维生素更加全面，有利于婴儿的饮食健康。

4 富含蛋白质的食物

宝宝7个月后，就可以在菜粥中加一些富含蛋白质的食品。但是要注意，同一种蛋白质食品1周1次即可，不要连续喂，以预防过敏，出现不良反应时也便于医生诊断和治疗。添加时要先从白色的鱼肉开始，然后再增加贝类和其他的鱼肉。开始时每天为5克即可，之后每一个月增加5克。

在给宝宝添加辅食的过程中，牛奶、鸡蛋、鱼肉、豆制品、肉类等富含蛋白质的食物容易引起宝宝的过敏反应。所以在喂食时，需要注意观察宝宝是否出现湿疹、尿布疹和荨麻疹等过敏症状。如果出现过敏症状，就要暂时停止喂食此食品，等宝宝大一些时再给宝宝喂食。何时再给宝宝添加此食品，要根据过敏程度轻重决定。

不同月龄宝宝的辅食添加

一般从4~6个月开始就可以给宝宝添加辅食了。在每个生长发育阶段，宝宝的营养需求以及添加的辅食种类各不相同。下面介绍的是从6~18个月的，宝宝从添加辅食到完全断乳应该怎么吃。

6个月，奶与辅食的比例是8：2

宝宝从6个月开始，必须要添加辅食，因为母乳提供的营养成分已经不能完全满足宝宝生长发育的需要，需要及时地添加另外的食物，以补充宝宝成长中所缺乏的营养，帮助其健康成长。

6个月的婴儿应以乳汁为主食，可在哺乳后添喂少量米糊，以不影响母乳量为标准。初食时，可将营养米粉调成糊状，开始较稀，逐渐加稠；要先喂一汤匙，逐渐增至3~4汤匙，每日2次。

自6个月起，宝宝乳牙逐渐长出，也可食用烂粥或烂面这些易吸收的食物。宝宝在6个月时唾液腺已经逐渐发育完全，唾液量显著增加，富含淀粉酶，因而6个月宝宝可食用米糊或面糊等食物了。即使乳量充足，仍应添加淀粉食品以补充能量。一般先喂大米制品，因其比小麦制品较少引起婴儿过敏。

6个月的宝宝铁的储备量会减少，因此需要通过辅食来进一步为宝宝补充铁质。富含铁质的辅食有蛋黄，宝宝6个月时可以摄入蛋黄的量是1/2个，同时也可以喝一些蔬果汁。蔬菜汁和水果汁是最容易被宝宝吸收和消化的，可以在这个阶段多喝，以补充营养。尤其是菠菜汁，还能够额外帮助宝宝补充铁，一举多得。

制作蔬菜汁时，宜选用新鲜、深色菜的外部叶子。将蔬菜叶洗净、切碎，再放入盛一定量开水的锅内烧开，取出后将菜汁滤出。制作好的菜汁即可喂给宝宝了。

在给宝宝喂菜水和果汁的时候，不要使用带有橡皮奶头的奶瓶，应用小汤匙或小杯，以免造成乳头错觉，逐渐让宝宝适应用小勺喂养的习惯。

菠菜米糊

材料 菠菜65克，鸡蛋50克，鸡胸肉55克，米碎90克

调料 盐少许

做法

1 将鸡蛋打入碗中，搅匀制成蛋液。

2 锅中注入清水烧开，放入洗净的菠菜拌匀，焯至断生。

3 捞出焯好的菠菜，沥干水分，剁末。

4 把洗净的鸡胸肉切成小块，剁成肉末。

5 锅内注清水烧开，倒入米碎煮至糊状，倒入鸡肉末、菠菜末拌匀。

6 加入盐拌匀调味，淋入蛋液，略煮片刻至液面浮起蛋花即成。

营养功效

菠菜米糊富含维生素、蛋白质、矿物质，有利于宝宝大脑和智力的发育，能促进宝宝骨骼和牙齿的健康成长，可预防贫血、便秘。

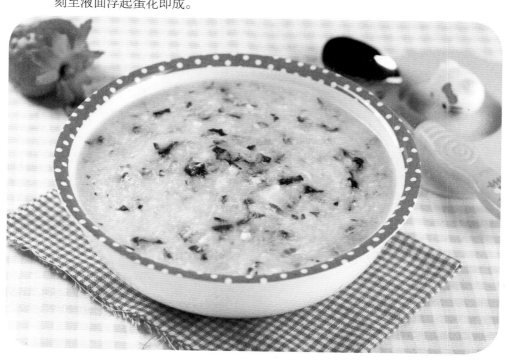

7个月，奶与辅食的比例是 7：3

7个月大的宝宝每天进食的奶量不变，分3～4次喂食。这时母乳已经不能满足宝宝生长的需要，应该进一步给宝宝添加辅食。辅食的品种要多样化、荤素搭配、营养均衡，可以试着在辅食中加一点点盐，以增加食物的口味。

7个月的宝宝可以开始喂食一些泥糊状的食物。泥糊状的食物一般指的是一些水果和蔬菜剁碎以后捣细做成的水果泥和蔬菜泥。如果需要确定宝宝是否能吃泥糊状食物，就将辅食喂到宝宝的嘴里，看看宝宝是否会把小嘴紧闭并且慢慢地咀嚼。

宝宝到了第7个月，已经可以用舌头把食物推到上腭，然后再嚼碎吃了，这个阶段可以在宝宝辅食中加少许碎菜、肉末等，并且辅食添加量要逐步增加。

宝宝刚开始吃肉时，只需要喂宝宝不多的量，让宝宝尝尝味道。与此同时，妈妈要关注宝宝消化是否异常。若无异常，再逐渐地加量，直到满足需求即可。宝宝吃肉也可以搭配其他食物一起吃，避免养成挑食、偏食的习惯。

但不少父母只给宝宝喝汤，不让吃肉。这样做主要是父母低估了宝宝的消化能力，认为宝宝还没有能力去咀嚼和消化这些食物。也有的父母认为汤的味道鲜美，而且营养都在汤里面。其实这些看法都是错误的，这样做只会限制宝宝摄取更多的营养，事实上这个阶段宝宝可以吃点肉来补充营养了。

用鱼、鸡或猪等动物性食物的肉煨汤，确实有一些营养成分会溶解在汤内，它们含有少量的氨基酸、肌酸、钙等，增加了汤的鲜味，但大部分的精华，像蛋白质、脂肪、无机盐却都还留在肉内。

科学而经济的喂养方法应该是在补充肉类食物时，既要让宝宝喝汤又要让宝宝吃肉。因为鲜肉汤中的氨基酸不仅可以刺激胃液分泌，还可以增进食欲，帮助宝宝消化。而肉类食物中丰富的蛋白质更能提供宝宝所必需的营养。

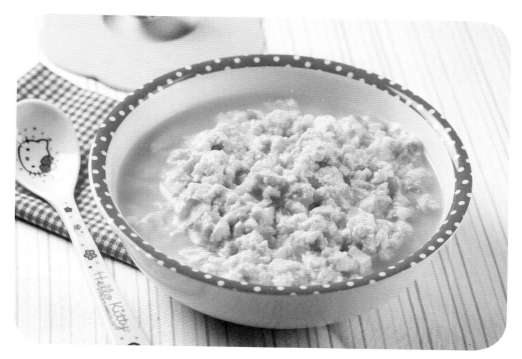

虾仁豆腐泥

材料 虾仁45克，豆腐180克，胡萝卜50克，高汤适量

调料 盐2克

做法

1 胡萝卜洗净切粒；豆腐洗好剁碎；虾仁用牙签去线，洗净，再用刀剁成末。

2 锅中倒入适量高汤，放入切好的胡萝卜粒，烧开后用小火煮至熟透。

3 放入豆腐碎、适量盐，搅匀煮沸，倒入准备好的虾肉末，拌匀煮片刻。

4 把煮好的虾仁豆腐泥装入碗中即成。

营养功效

虾仁豆腐泥富含氨基酸、矿物质等，可提高宝宝免疫力、记忆力和精神集中力。易过敏的宝宝要慎食。

8个月，奶与辅食的比例是6∶4

宝宝8个月大时，正处于长身体的时期，需要大量的钙，不应再把母乳作为其单一的主食，母乳喂养次数要减少到每天2～3次，但保证每天摄入奶量要保持在700克以上。在此基础上去增加宝宝的辅食量。

宝宝到了8个月的时候，奶和辅食的比例是6∶4，随着辅食比例的增加，辅食的营养均衡也应该跟上，不能让宝宝只单一地吃一种辅食或过多地摄入同一种食物。

在宝宝原来进食米粉、蛋黄和蔬菜、水果的基础上，这个月要新增加肝泥、鱼肉、猪肉等，当然这些食物的制作必须符合宝宝的身体情况，以让宝宝健康消化为原则。

此时，婴儿消化道内的消化酶已经可以充分消化蛋白质，所以可给宝宝多添加一些富含蛋白质的辅食，如奶制品、豆制品及鱼肉等。

由于可添加的辅食种类变多，因此可以把这几种食物分开搭配，将谷物、蛋肉、果蔬以适当比例做成蔬菜面糊或者颗粒羹状食物。

颗粒羹状食物一般指的是水果的碎粒、果粒加奶、稀米粒粥一类的食物。它和泥糊状食物不同：泥糊状食物即使不怎么咀嚼也可以整个吞咽下去，但是颗粒羹状食物里面有颗粒，需要经过咀嚼然后再吞咽下去，在宝宝还不具备咀嚼能力的时候是不适宜吃颗粒羹状食物的。

给宝宝做的颗粒羹状食物颗粒不能太大，以接近米粒状为宜；其次是烹饪的时候，要煮得软一些；最好带有水分，否则宝宝很难吞咽。

鱼肉是8个月宝宝新增辅食，可以帮助宝宝补充蛋白质和维生素，但是注意在宝宝新的辅食菜谱里，不能在1天之内添加2种新的食物，鸡蛋和豆制品也不能在同一餐中加入。

维生素D能帮助宝宝长牙、健全牙齿和骨骼的发育，促进宝宝体内钙和磷的吸收，预防佝偻病，促进宝宝的生长发育，同时还能辅助维生素A的吸收，有效地增强宝宝抗感冒的能力。在条件允许的情况下，妈妈可以每日带宝宝晒太阳20～30分钟，这样有利于宝宝身体获得足够的维生素D。

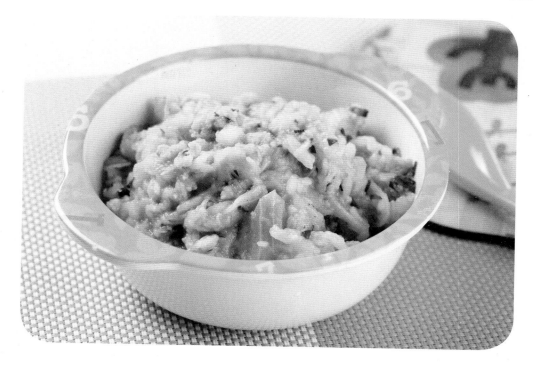

肉末茄泥

材料 肉末90克，茄子120克，上海青少许

调料 盐少许，生抽、食用油各适量

做法

1 茄子洗净，去皮切成条；上海青洗净，切成粒。

2 把茄子放入烧开的蒸锅中，用中火蒸至熟，取出放凉后剁成泥。

3 用油起锅，倒入肉末炒至松散、转色，放入生抽炒香。

4 放入上海青粒、茄子泥、少许盐，翻炒均匀即成。

营养功效

肉末茄泥富含维生素E和维生素P，可增强宝宝抵抗力，改善血液循环，增强肌肤细胞活力。

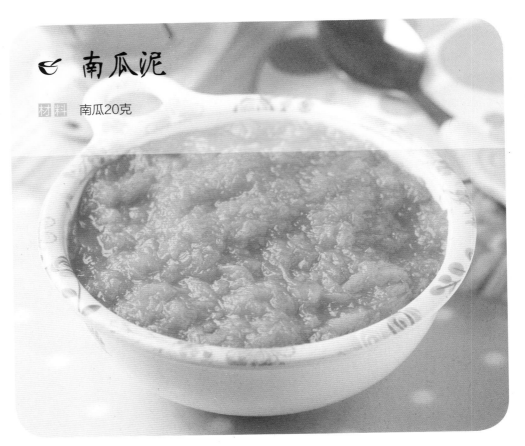

南瓜泥

材料 南瓜20克

做法

1 将南瓜去皮去籽，洗净，切成片，放入蒸碗中。

2 蒸锅上火烧开，放入蒸碗加盖，烧开后用中火蒸15分钟，揭盖取出蒸碗，放凉待用。取一大碗，倒入蒸好的南瓜，用汤匙按压至呈泥状。

3 另取一小碗，盛入做好的南瓜泥即可食用。

营养功效

南瓜泥富含维生素、矿物质，及各种氨基酸，其中锌对宝宝的生长发育、免疫功能、视觉以及性发育有重要作用。

9个月，奶与辅食的比例是5：5

从9个月开始，宝宝可以遵循成人的时间来进食正餐，每天还要吃早、中、晚三餐辅食。此时的宝宝可能已经长出3～4颗小牙，有一定的咀嚼能力了。可适当添加一些相对较硬的食物，如碎菜叶、肉末、面食等。与此同时，母乳的喂养次数应逐渐从每天3次减少到2次，可在早上、晚上进行。过了9个月后，宝宝不用再停留在只吃蛋黄的阶段，而是可以食用整个鸡蛋了。

加工食物时一定要把食物较粗的根、茎去掉。在添加辅食的过程中要注意蛋白质、淀粉、维生素、油脂等营养物质间的平衡。蔬菜品种应多样化，对经常便秘的宝宝可以选择喂食菠菜、胡萝卜、红薯、土豆等含纤维较多的食物制作的辅食。

水糕状食物是固态的，但是质地比固态食物要松软，而且包含水分比较多，宝宝食用的话可以不需要用力咀嚼，也不需要费力气用牙齿研磨，只需要舌体把食物运到口腔的后部，然后食物就可以顺利进入食道中。水糕状的食物包括很多，适合9个月宝宝食用的有奶黄蛋糕、鸡蛋羹、豆腐花等。

当妈妈把水糕状的食物喂到宝宝嘴里的时候，宝宝会紧闭自己的双唇，下颌小幅度上下运动，做咀嚼状，当下颌停止运动时，宝宝有吞咽的动作出现，而且进食以后，宝宝不会被呛着噎着，而是顺利地吞进去，那就表明宝宝会吃半固体的食物了。但如果食物从宝宝的口中滑出，或是宝宝将食物吐出来了，妈妈再喂宝宝还是会出现这种现象，则说明宝宝还不会吃半固体状的食物，那就需要等到宝宝会吃后妈妈再这样喂养宝宝。

9个月的宝宝可以补充维生素A了，维生素A是与宝宝视力有最直接关系的营养素。维生素A能促进宝宝骨骼和牙齿的发育；能保护宝宝的眼部，预防弱视和夜盲症；保护宝宝的神经系统，使其不轻易受到刺激；还能够维持和促进免疫系统，帮助提高免疫细胞产生抗体的能力，使宝宝不容易生病。

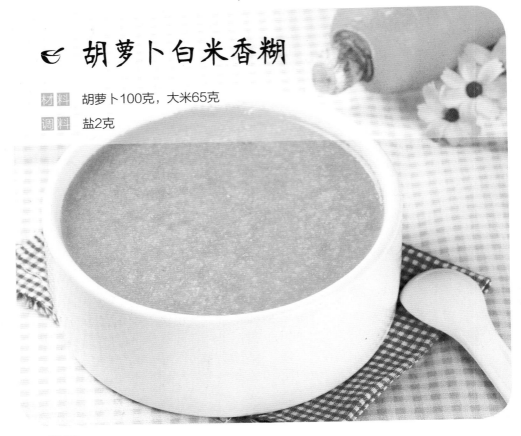

胡萝卜白米香糊

材料 胡萝卜100克，大米65克

调料 盐2克

做法

1 将胡萝卜洗干净，切成丁，装入盘中备用。

2 取榨汁机，把胡萝卜榨成汁，盛入碗中；同上将大米磨成米碎，盛出备用。

3 奶锅置于火上，倒入胡萝卜汁，用大火煮沸后，倒入米碎，持续搅拌至煮成米糊，调入适量的盐，拌匀至米糊入味。

4 起锅，将煮好的米糊盛出，装入碗中即可食用。

营养功效

胡萝卜白米香糊富含维生素和矿物质，能促进骨骼的生长，益肝明目，提高宝宝的抗病能力，帮助消化。

芒果雪梨汁

材料 雪梨110克，芒果120克

做法

1 雪梨洗净去皮去核，切成小块；芒果去皮，切成小瓣。

2 取榨汁机，将芒果肉、雪梨块倒入，加适量水，榨取果汁。

3 倒出果汁，装入玻璃杯中即可食用。

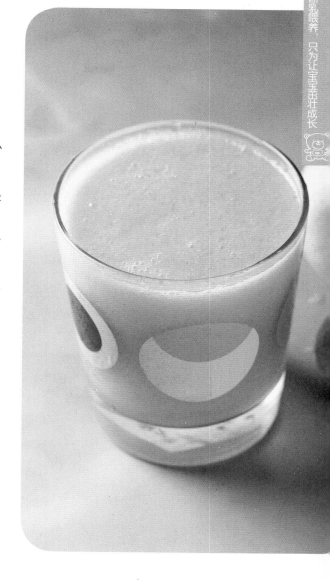

营养功效

芒果雪梨汁富含维生素、矿物质和膳食纤维，能帮助宝宝健胃消食，促进器官排毒，对宝宝的视力和皮肤大有益处。

10个月，奶与辅食的比例是 4：6

宝宝10个月大时，奶和辅食的比例是4：6，每天在午餐时间和晚餐时间喂宝宝2次辅食。单一食物的种类可以添加到15种，每天吃2次水果，水果一天控制在2种之内即可。此外，每天要适量地给宝宝多喝一些凉至温热的白开水。

在这个月可以给宝宝多喂食一些比较松软的和容易咀嚼的软固体食物，但是必须保证给宝宝喂的每顿辅食都要有蔬菜、谷类、鸡蛋或者肉类。而水果是喂辅食之后单独喂宝宝的。

早晨刚起来的时候，可以先让宝宝喝一次母乳。9点半左右，喂食宝宝菜肉小包子40～50克，可以喝豆奶70克。到了11点左右再让宝宝吃一些小点心或者水果。中午12点，可以给宝宝吃比较软的米饭，量为30克左右，再适当吃点鱼肉或者猪肉和青菜等。下午3点，宝宝这时候午餐消化得差不多了，可以再让宝宝吃一次水果，鲜榨的水果汁也可以。等到下午16点左右，让宝宝吃一顿辅食，可以是一些烂面条，或者选择有营养的鸡蛋面也可以，25～30克就够了。

在10个月的时候，还要注意给宝宝补充维生素B族，重点补充维生素B_1、维生素B_2和维生素B_6。

维生素B_1的作用是维持宝宝的神经系统和肌肉、心脏功能的正常运作；还能够促进胃肠的蠕动，帮助宝宝消化和增强食欲；改善宝宝的记忆力；治疗脚气病；缓轻宝宝晕车和晕船的症状；缓解牙科手术后的疼痛感等。10个月宝宝摄入维生素B_1的量是每天0.3毫克。

维生素B_2的作用是促进发育和细胞的再生；帮助消除口腔内、嘴唇和舌头的炎症；参与药物的代谢，提高免疫力。10个月大宝宝摄入维生素B_2的量是每天0.5毫克。

维生素B_6是几种物质组合在一起而成的，摄取高蛋白食物的时候就相应地增加了它的摄取量。它的作用是帮助消化、吸收蛋白质和脂肪；防治各种与神经、皮肤有关的疾病；缓解宝宝呕吐、腹泻现象。10个月大的宝宝摄入维生素B_6的量是每天0.3毫克。

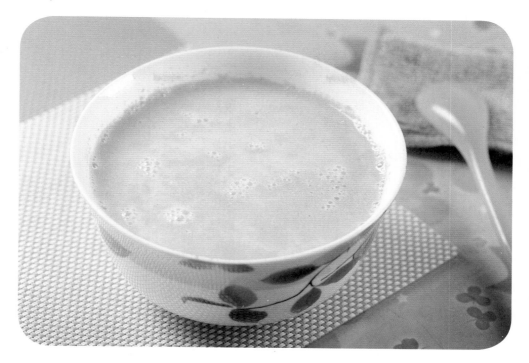

🥄 玉米浓汤

材料　鲜玉米粒100克，配方牛奶150毫升

调料　盐少许

做法

1　取来榨汁机，倒入洗净的玉米粒，加入少许清水，制成玉米汁。

2　汤锅上火烧热，倒入玉米汁搅拌几下，用小火煮至沸腾。

3　倒入配方牛奶拌匀，续煮片刻至沸，再加入适量盐，拌匀调味。

4　关火后盛出煮好的浓汤，放在小碗中即成。

营养功效

玉米浓汤富含蛋白质、矿物质、维生素和膳食纤维，可以调整肠道功能，增强宝宝对疾病的抵抗力，促进生长发育。

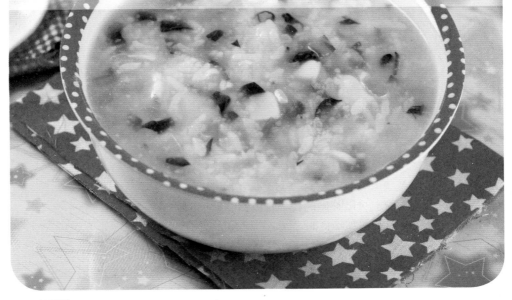

油菜鱼肉粥

材料 鲜鲈鱼50克，油菜50克，水发大米95克

调料 盐2克，水淀粉2毫升

做法

1 油菜洗净，切成粒；鲈鱼洗净切片，放盐、水淀粉腌渍入味。

2 锅中注入适量清水烧开，倒入大米拌匀，用小火煮至大米熟烂。

3 倒入鱼片、油菜粒，往锅中加入盐，拌匀调味。

4 盛出煮好的粥，装入碗中即可食用。

营养功效

油菜鱼肉粥富含蛋白质、膳食纤维、维生素、矿物质，能促进宝宝的正常生长发育，其富含的不饱和脂肪酸，有利于宝宝大脑和视力的发育。

11个月，奶与辅食的比例是 3：7

这个月宝宝对蛋白质、脂肪、维生素以及热量的需求与上个月相比，并没有发生太大的变化，所以妈妈也不要觉得宝宝长大了1个月，食量就要相应增大，而是要科学地喂养宝宝。

妈妈可以在早上6点左右，先母乳喂宝宝1次。9点左右喂米粥1小碗，粥内可以加入绿豆或红豆等谷类，搭配鸡蛋或者豆浆。喂辅食之后隔30分钟再让宝宝吃一些橘子或者喝橘子汁。12点整吃软米饭1碗、排骨炖莲藕汤适量，或者加一些青菜和肉碎。下午15点吃小面包或者馒头，水果泥或水果汁适量。16点30分，喂西红柿面条汤搭配碎蔬菜20克。晚上21点再喂母乳或配方奶1次。每天辅食所摄取的量大概是水果40克，蔬菜40克，谷物100克，肉类30克。

当宝宝到了11个月大的时候，妈妈就可以开始侧重为宝宝补碘，促进宝宝的大脑发育。可以补碘的食物有海带、紫菜、菠菜、小白菜、豆制品和蛋类等。妈妈在添加辅食的时候，可以多添加这些食物。

碘属于微量元素中的一种，宝宝身体对它的需求其实并不太多，但是这少量的营养元素却对宝宝的健康成长和发育都起着至关重要的作用。缺碘的宝宝食欲不好，而且经常便秘、腹胀，也不喜欢喝奶。缺碘的宝宝一般都是不活泼的，身体和心智都会出现障碍，让人觉得"太老实"，严重者甚至会患上痴呆症。

碘是合成甲状腺素的原料，甲状腺素又是人脑发育所必需的内分泌激素，这就是为什么碘被称为"智力元素"，能让宝宝变聪明的原因。除了让宝宝变聪明，碘还能帮助宝宝各方面的健康发育，包括头发、指甲、牙齿和皮肤等。

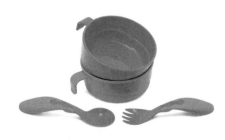

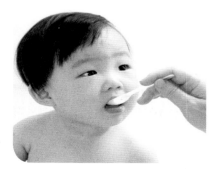

核桃木耳粳米粥

材料 大米200克，水发木耳45克，核桃仁20克，葱花少许

调料 盐2克，鸡粉2克，食用油适量

做法

1 木耳洗净，切小块。

2 锅中注入适量清水烧开，倒入淘洗过的大米、木耳块、核桃仁，加少许食用油拌匀。

3 小火煲至大米熟烂，加盐、鸡粉，拌匀调味。

4 将煮好的粥盛出，装入碗，撒上葱花即成。

营养功效

核桃木耳粳米粥富含蛋白质、矿物质、脂类和维生素，可提高宝宝智力，促进正常生长发育，增强抵抗力。

胡萝卜瘦肉粥

材料 瘦肉60克，水发大米70克，胡萝卜25克，洋葱15克，西芹20克

调料 盐、鸡粉各1克，胡椒粉2克，芝麻油适量

做法

1 将胡萝卜去皮、洋葱、西芹洗净，切成粒；瘦肉洗好，剁成肉末。

2 锅中注入适量清水烧热，倒入水发好的大米拌匀，用小火煮至大米熟烂。

3 倒入肉末、胡萝卜粒、洋葱粒、西芹粒，拌匀煮沸，加入盐、鸡粉、胡椒粉，淋入少许芝麻油，用锅勺拌匀调味煮沸。

4 将煮好的粥盛出，装入碗中即可食用。

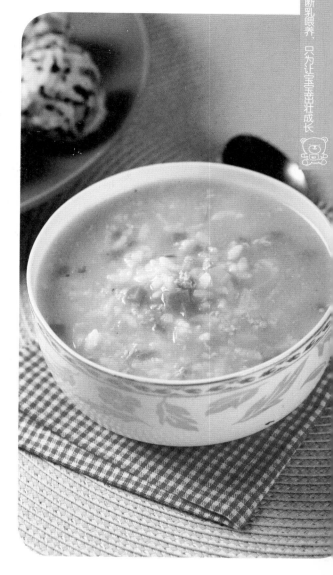

营养功效

胡萝卜瘦肉粥富含蛋白质、维生素、矿物质和膳食纤维，可增强宝宝体质，预防贫血、便秘，维持皮肤和视力的正常。

12个月，奶与辅食的比例是2：8

喂养12个月的宝宝，最简单的方式就是让宝宝的三餐都和大人一起进行，然后再根据宝宝需要，每天喂宝宝2次母乳，这个月奶和辅食的比例是2：8。

在这个月，要坚持每天给宝宝喂三餐辅食，接近成人的一日三餐，而且三餐最好肉蛋、蔬菜、水果和谷物齐全。12个月的宝宝几乎可以吃所有形状的食物了。虽然食物种类增加，但依旧需要保证宝宝每天进食的食物中有谷物2种以上、蔬菜2种以上、水果2种、蛋类1种、奶1种、豆制品1种。

在宝宝的成长过程中，各种微量元素都是宝宝健康必不可少的，其中微量元素硒具有抗氧化的作用，在宝宝的健康成长中起了关键的作用。宝宝在12个月大的时候，补充的辅食已经比较全面，因此妈妈可以在宝宝的饮食中适量地添加富含硒的食物。

宝宝缺硒会食欲下降，甚至厌食，这一点会直接影响到宝宝的生长发育，可能导致宝宝发育不良。缺硒的宝宝还容易患小感冒或是咳嗽，这是因为缺硒使宝宝抵抗力差，经常生病。

硒有一个重要的作用，就是维护宝宝的视力和大脑的发育。因为硒对视觉器官来说尤其重要，它能够支配眼球活动的肌肉收缩，瞳孔的扩大和缩小，包括眼睛辨别色彩能力的正常都需要硒元素的参与。所以缺硒的宝宝容易导致夜视困难、近视、远视等。

妈妈如果观察到宝宝已经出现缺硒的现象，就要及时地给宝宝补硒，而食物是硒元素的最重要来源，宝宝可以通过辅食来摄入硒元素，补充和满足对硒的需求。

含硒丰富的食物主要包括以下几类。

①蔬菜、菌菇类：苋菜、金针菇、蘑菇等。

②肉类：猪肉、羊肉、动物肝脏等。

③水产类：虾、带鱼、干贝等。

④其他类：全麦面包、谷类等。

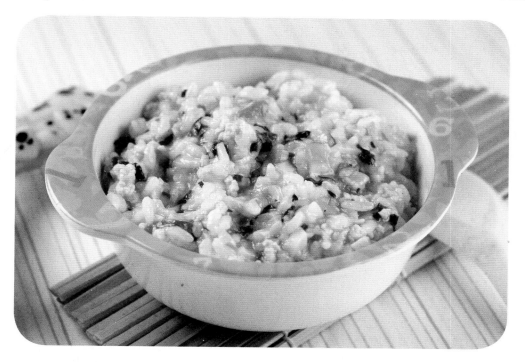

香菇鸡肉羹

材料 鲜香菇40克，上海青30克，鸡胸肉60克，软饭适量

调料 盐少许，食用油适量

做法

1 上海青洗净，焯熟，剁成粒；香菇洗净，切成粒；鸡胸肉洗净，剁成末。

2 用油起锅，倒入香菇炒香，放入鸡胸肉搅松散，炒至转色。

3 加入适量清水、适量软饭炒匀，加少许盐、上海青，拌炒匀。

4 将炒好的食材盛出，装入碗中即成。

营养功效

香菇鸡肉羹富含蛋白质、矿物质和维生素，能促进新陈代谢，利于宝宝骨骼、牙齿的正常生长。

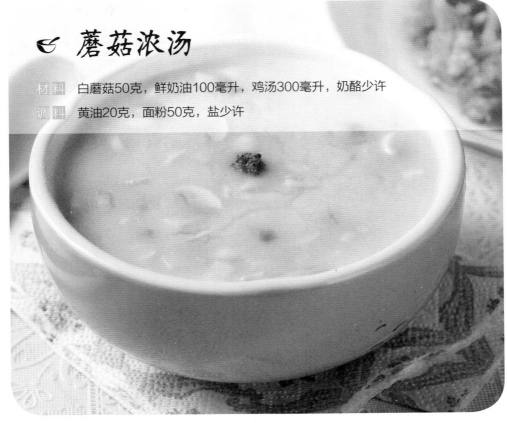

蘑菇浓汤

材料 白蘑菇50克，鲜奶油100毫升，鸡汤300毫升，奶酪少许

调料 黄油20克，面粉50克，盐少许

做法

1. 将白蘑菇洗净，切丁。

2. 热锅中倒入少许黄油融化，再加入面粉炒约1分钟，制成黄油炒面，取出待用。

3. 锅中放入剩余黄油，放入白蘑菇丁翻炒片刻，加入黄油炒面拌炒，倒入鸡汤煮15分钟，再调入奶酪、鲜奶油和盐拌匀。

4. 关火，盛出即可食用。

营养功效

蘑菇浓汤富含蛋白质、矿物质、维生素，利于宝宝对各种营养吸收和利用，对宝宝的发育大有益处。

13～15个月，添加全固体食物

13～15个月的宝宝已经基本要用一日三餐来取代母乳了。这个阶段，是医学上所称的"离乳期"，是从以母乳为主到饭菜为主的过渡阶段，宝宝需要更多的营养来补充体力，供给日常活动所需的能量。

离乳期的宝宝要均衡地摄入包括碳水化合物、蛋白质、矿物质、维生素和脂肪五大类营养素。这五大营养素宝宝主要是通过饮食来充分吸收的，通过主食摄入碳水化合物、蛋白质和矿物质，通过零食摄入维生素和脂肪。

宝宝每天需要正常三餐再加两餐零食，早晚可喂奶也可不喂。这3个月是宝宝骨骼和消化器官快速发育时期，也是体重和身高增长的重要时机。

早餐大约在6点30分，喂小面包1个，鸡蛋羹半碗，水果沙拉半碗。早餐和午餐之间喂食1次红薯或土豆。午餐在中午12点，吃1碗稀粥或馄饨，加些肉末和蔬菜。下午可以选择再吃点奶制品或者水果，但不适宜吃高热量、高糖和高油脂的食物。晚餐在16点30分左右，吃米饭1小碗、碎菜炒肉末、冬瓜海米汤适量。

这3个月宝宝的牙齿也在生长，给宝宝补充必要的"固齿食物"很有必要。虽然宝宝乳牙的发育与全身组织器官的发育不尽相同，但是，乳牙和它们一样，在成长过程中也需要多种营养素。矿物质中的钙、磷、镁、氟，其他如蛋白质的作用都是不可缺少的。虾仁、骨头、海带、肉、鱼、豆类和奶制品中都含有丰富的矿物质。

维生素A、维生素C、维生素D可以维护牙龈组织的健康，补充牙釉质形成所需的维生素，也可以让宝宝多吃一些含有这些维生素的新鲜蔬菜和水果。

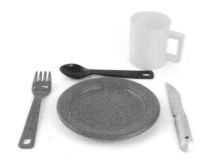

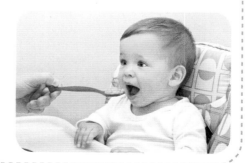

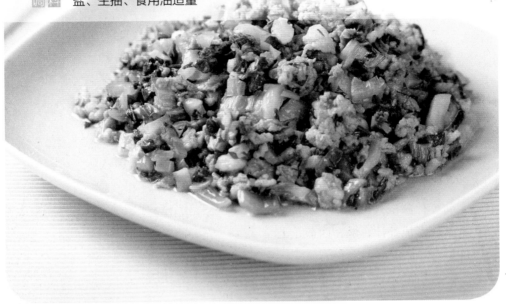

肉末炒青菜

材料 肉末50克，上海青少许

调料 盐、生抽、食用油适量

做法

1 将上海青洗干净，切碎。

2 锅中注适量食用油烧热，下入肉末加生抽翻炒片刻，再倒入青菜碎翻炒均匀，加盐调味，加少许水焖煮片刻。

3 关火，将炒好的食材盛出即可食物用。

营养功效

青菜中粗纤维有促进肠壁蠕动的功效，能防止便秘；上海青含锌高于肉类和蛋，对幼儿生长发育有促进作用。

虾仁西蓝花

材料 西蓝花250克，虾仁适量

调料 盐2克，食用油适量，鸡粉适量

做法

1 锅中放入适量的清水烧开，倒入洗好的西蓝花。

2 将西蓝花洗净，切小块，焯片刻，捞出沥干，装入盘中。

3 虾仁洗净，挑去虾线，切碎。

4 锅中注入适量食用油烧热。

5 将虾仁碎倒入，加水、鸡粉、盐，煮成虾汁，淋在西蓝花上即成。

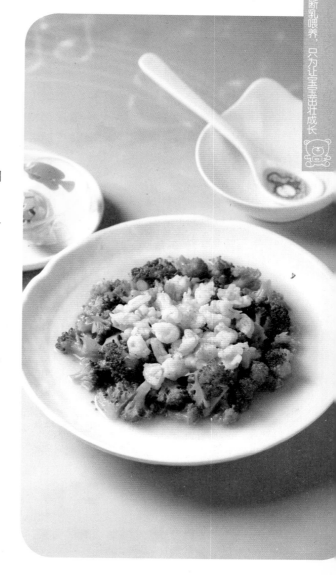

营养功效

西蓝花中维生素C的含量极高，不但有利于宝宝的生长发育，还能提高宝宝的免疫力，促进肝脏解毒，增强体质和抗病能力。

16 ~ 18个月，让宝宝独立进食

16 ~ 18个月的宝宝，对许多事物都抱着好奇的态度，而且在这个时期宝宝想要自己吃饭的欲望比较强烈，所以是适合锻炼宝宝独立吃饭的最佳时期。

妈妈用勺子盛出食物，再把勺子交给宝宝，教会宝宝如何握住勺子，并把勺子里的饭一口一口地吃到自己的嘴里。给宝宝用的杯子最好是与奶瓶同材质的，在宝宝学着自己喝水的时候，妈妈要适时给一些鼓励，这样宝宝对锻炼自己独立的能力会更感兴趣。

宝宝在现阶段有了一定的独立能力，妈妈从这个时候开始就应该慢慢地培养宝宝良好的进食习惯了。如果许多不好的习惯现在不加以纠正的话，以后宝宝就很难改得掉。

吃饭之前先让宝宝把手洗干净，因为宝宝在玩耍的时候，经常到处乱抓东西，一些玩具上会有细菌，包括宝宝常在地上爬的时候，要用双手作为力量的支撑，因此宝宝的双手在吃饭之前一定要洗干净，不然细菌会不小心吃进嘴里，导致生病。

有些宝宝比较调皮，只习惯于吃甜味的零食，这样久了以后，餐桌上饭菜的味道太淡，宝宝就失去兴趣，变得不愿意吃饭了。妈妈在这种情况下应该要渐渐减少给宝宝吃甜味的零食，而在饭桌上多做一些甜味的地瓜饭之类的饭菜，以此来诱导宝宝在饭菜中寻找甜味，并习惯三餐在饭桌上吃饭。

16 ~ 18个月的宝宝已经开始摆脱单一的食物，可以吃大部分成人的食物了，但是给宝宝烹饪食物的方式还是要有讲究的。最好能够与成人的分开烹制，不适宜采用油炸、烤、烙等烹饪手段。

而且在给宝宝烹饪的食物里，不要放太多盐；油只需起到不黏锅的作用就够了，尽量少油。可以加调味料，但是宝宝可以食用的调味料很少，基本上只包括葱、姜、蒜、淀粉、酵母、醋这几种。

这个阶段的宝宝都爱吃糖，但如果宝宝糖分摄取过多，体内的B族维生素就会因帮助糖分代谢而消耗掉，从而引起神经系统的B族维生素缺乏，产生嗜糖性精神烦躁症状。且糖吃多了易得龋齿。所以，妈妈们要注意，不要给宝宝多吃糖，更不要在宝宝一哭闹的时候就用糖来哄宝宝。

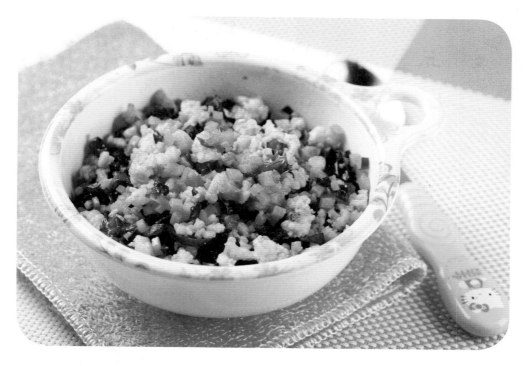

肉末木耳

材料 肉末70克，水发木耳35克，胡萝卜40克，高汤少许

调料 盐少许，生抽、食用油各适量

做法

1 胡萝卜、水发木耳洗净切粒。

2 用油起锅，倒入肉末，炒至转色，淋生抽，翻炒均匀，再倒入胡萝卜、木耳粒，炒香后倒入高汤。

3 加入适量盐，将锅中食材炒匀调味，盛出，装碗即可食用。

营养功效

木耳中所含的铁有补血、活血的营养功效，能有效预防宝宝缺铁性贫血；其所含的钙有助于宝宝的骨骼发育。

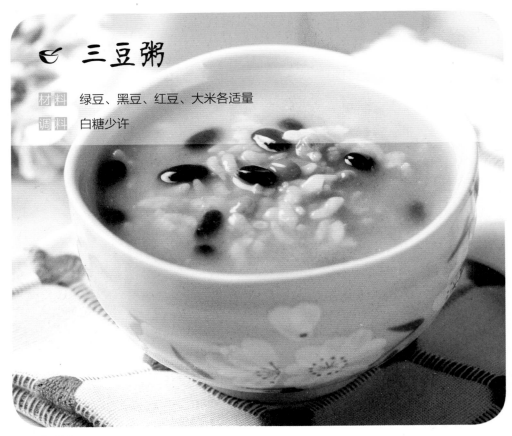

三豆粥

材料 绿豆、黑豆、红豆、大米各适量

调料 白糖少许

做法

1 将绿豆、黑豆、红豆洗净，浸泡30分钟。

2 大米洗净后，放入锅中加适量清水，倒入泡过的绿豆、黑豆和红豆同煮40分钟，煮烂后加入白糖调味拌匀。

3 关火，将煮好的食材盛出即可食用。

营养功效

绿豆中含有的蛋白质和磷脂，有兴奋神经和增强食欲的作用；红豆富含膳食纤维，可预防宝宝便秘。